Tc 52
170.

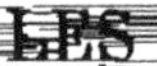

LES DENRÉES ALIMENTAIRES

LEUR FABRICATION — LEUR FALSIFICATION

(*Extraits du MONITEUR DE L'ALIMENTATION*)

PRIX : 2 FRANCS

AUX BUREAUX DU JOURNAL
LE MONITEUR DE L'ALIMENTATION
20, AVENUE DE SAINT-CLOUD, 20
VERSAILLES

Tc 52 70

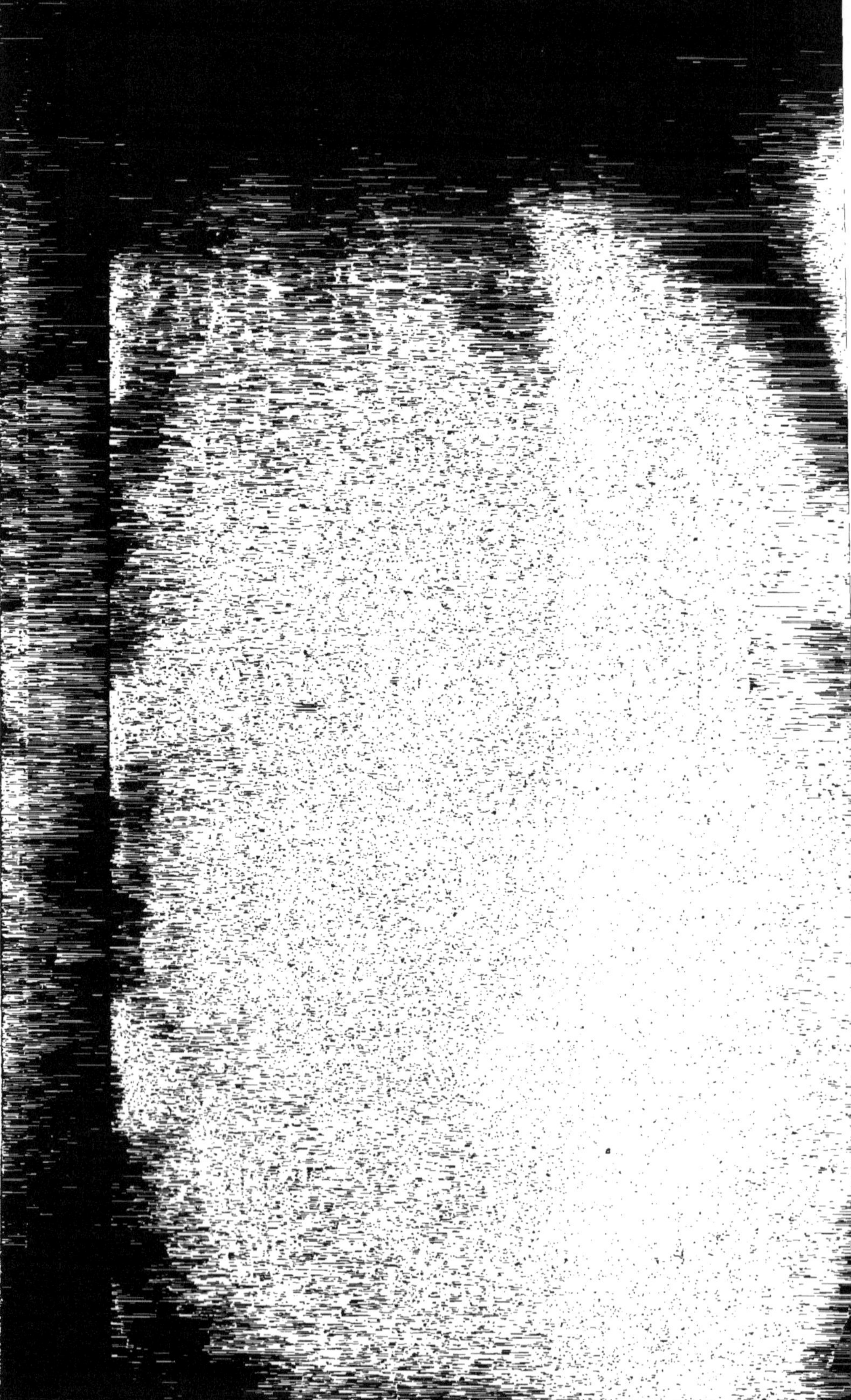

LES

DENRÉES ALIMENTAIRES

LEUR FABRICATION — LEUR FALSIFICATION

Tc 52
170

Seine & Oise
1888

LES

DENRÉES ALIMENTAIRES

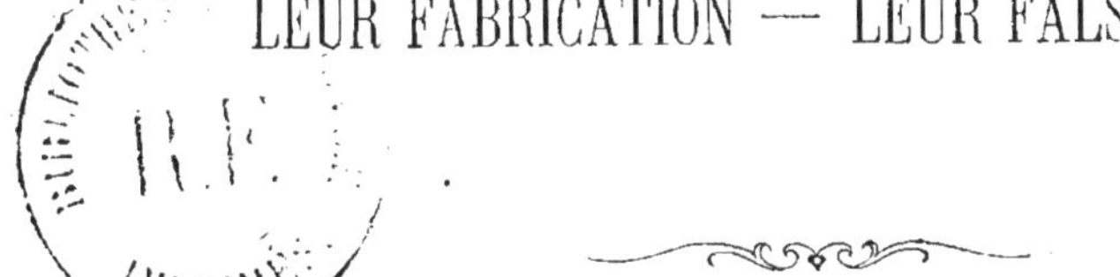

LEUR FABRICATION — LEUR FALSIFICATION

(*Extraits du* MONITEUR DE L'ALIMENTATION)

AUX BUREAUX DU JOURNAL
20, AVENUE DE SAINT-CLOUD, 20
VERSAILLES

PRÉFACE

Lorsque, l'année dernière, a paru le premier numéro du *Moniteur de l'Alimentation*, nous n'avions d'autre désir que de mettre nos clients en garde contre les nombreux produits falsifiés que l'on trouve dans le commerce. Nous ne pensions pas alors que nous nous verrions un jour dans la nécessité de réunir ces études en brochures.

Non seulement notre clientèle les a accueillies avec sympathie, mais de nombreuses demandes nous viennent chaque jour de personnes étrangères à la ville. Nous nous décidons à publier en fascicules les articles du *Moniteur*, en leur conservant leur forme première, heureux si nous contribuons, pour notre faible part, à protéger la santé publique contre les poisons que lui offrent des commerçants peu scrupuleux, pour lesquels nos lois n'ont pas assez de rigueurs

LES FABRICATIONS DES MATIÈRES ALIMENTAIRES

Nous espérons intéresser nos lecteurs en leur faisant connaître les lois qui ont pour but de réprimer les falsifications des matières alimentaires. Cela nous permettra ensuite lorsque l'occasion s'en présentera de montrer comment telle manipulation effectuée sur une denrée alimentaire doit être considérée comme une fraude.

L'article 423 du code pénal et les lois du 27 mars 1851 et du 5 mai 1855 sont les bases principales de cette réglementation, dont l'expression la plus complète se trouve dans la loi du 27 mars 1851.

L'article 423 du Code pénal est ainsi rédigé : « Quiconque aura trompé l'acheteur sur le titre des matières d'or ou d'argent, sur la qualité d'une pierre fausse vendue pour fine : SUR LA NATURE *de toutes marchandises ;* quiconque, par de faux poids ou de fausses mesures, aura trompé sur la *quantité* des choses vendues, sera puni de l'emprisonnement pendant trois mois au mois et un an au plus, et d'une amende qui ne pourra excéder le quart des restitutions et des dommages-intérêts ni être au-dessous de 50 francs.

Les objets du délit ou leur valeur, s'ils appartiennent encore au vendeur seront confisqués, les faux poids et les fausses mesures seront aussi confisqués, et de plus, seront brisés.

Le tribunal pourra ordonner l'affichage du jugement dans les lieux qu'il désignera et son insertion intégrale ou par extrait dans tous les journaux qu'il désignera, le tout aux frais du condamné. »

La loi prévoit et punit donc la tromperie tant sur la qualité de la marchandise, que sur la quantité.

La loi fondamentale qui régit encore cette matière a été promulguée le 27 mars 1851. Dans ces derniers temps elle a donné lieu à de nombreuses discussions, notamment de la part des négociants en vins. Voici le texte de cette loi, que nous nous bornons pour cette fois à citer simplement.

Loi du 27 mars 1851 tendant à la répression plus efficace de certaines fraudes dans la vente des marchandises :

ART. 1. — Seront punis des peines portées par l'article 423 du Code pénal : 1° Ceux qui falsifieront des substances ou denrées alimentaires ou médicamenteuses destinées à être vendues ; 2° ceux qui vendront ou mettront en vente des substances ou denrées alimentaires ou médicamenteuses qu'ils sauront être falsifiées ou corrompues ; 3° ceux qui auront trompé ou tenté de tromper, sur la quantité des choses livrées, les personnes auxquelles ils vendent ou achètent, soit par l'usage de faux poids ou de fausses mesures, ou d'instruments inexacts servant au pesage ou au mesurage, soit par des manœuvres ou procédés tendant à fausser l'opération du pesage ou mesurage, ou à augmenter frauduleusement le poids ou le volume de la marchandise, même avant cette opération ; soit enfin par des indications frauduleuses tendant à faire croire à un pesage ou à un mesurage antérieur et exact.

Art. 2. — Si dans les cas prévus par l'article 423 du Code pénal ou par l'article premier de la présente loi, il s'agit d'une marchandise contenant des mixtions nuisibles à la santé, l'amende sera de cinquante à cinq cents francs, à moins que le quart des restitutions et dommages-intérêts n'excède cette dernière somme ; l'emprisonnement sera de trois mois à deux ans. Le présent article sera applicable même au cas où la falsification nuisible serait connue de l'acheteur ou consommateur.

Art. 3. — Sont punis d'une amende de seize francs à vingt-cinq francs et d'un emprisonnement de six à dix jours, ou de l'une de ces deux peines seulement, suivant les circonstances, ceux qui, sans motifs légitimes, auront dans leurs magasins, boutiques, ateliers ou maisons de commerce, ou dans les halles, foires ou marchés, soit des poids ou mesures faux, ou autres appareils inexacts servant au pesage ou au mesurage, soit des substances alimentaires ou médicamenteuses qu'ils sauront être falsifiées ou corrompues. Si la substance falsifiée est nuisible à la santé, l'amende pourra être portée à cinquante francs et l'emprisonnement à quinze jours.

Art. 4. — Lorsque le prévenu, convaincu de contravention à la présente loi ou à l'article 423 du Code pénal, aura, dans les cinq années qui ont précédé le délit, été condamné pour infraction à la présente loi ou à l'article 423, la peine pourra être élevée jusqu'au double du maximum ; l'amende prononcée par l'article 423 et par les articles 1 et 2 de la présente loi pourra même être portée jusqu'à mille francs, si la moitié des restitutions et dommages-intérêts n'excède pas cette somme ; le tout, sans préjudice de l'application, s'il y a lieu, des articles 50 et 58 du Code pénal.

Art. 5. — Les objets dont la vente, usage ou possession constitue le délit seront confisqués conformément à l'art. 423 et aux art. 477 et 481 du Code pénal. S'ils sont propres à un usage alimentaire ou médical, le tribunal pourra les mettre à la disposition de l'administration pour être attribués aux établissements de bienfaisance. S'ils sont impropres à cet usage ou nuisibles, les objets seront détruits ou répandus aux frais du condamné. Le tribunal pourra ordonner que la destruction ou effusion aura lieu devant l'établissement ou le domicile du condamné.

Art. 6 — Le tribunal pourra ordonner l'affiche du jugement dans les lieux qu'il désignera, et son insertion intégrale ou par extrait dans tous les journaux qu'il désignera, le tout aux frais du condamné.

Art. 7. — L'article 463 du Code pénal sera applicable aux délits prévus par la présente loi.

Art. 8. — Les deux tiers du produit des amendes sont attribués aux communes dans lesquelles les délits auront été constatés.

Art. 9. — Sont abrogés les art. 475, n° 14, et 479, n° 5, du Code pénal.

LE VIN

Le vin n'est pas un aliment proprement dit ; il ne fournit relativement qu'une petite quantité de matières extractives et azotées, destinées à réparer les pertes de notre corps. Il est plutôt un tonique et un excitant, agissant par son alcool sur le système nerveux, aidant notre travail de digestion et d'assimilation. Dans une société active, dans une époque de lutte pour l'existence, comme la nôtre, le vin est une précieuse boisson qui vient aider le travailleur et lui donner la force et le courage d'accomplir sa tâche. Il va sans dire que nous ne voulons parler ici que de l'usage modéré du vin.

La question de la falsification des vins est donc des plus intéressantes, et cela à beaucoup de points de vue : En premier lieu, sous le rapport de l hygiène et de la santé publique, ensuite au point de vue du commerce tant intérieur qu'extérieur, et enfin, nous ne devons pas oublier que, dans cette question, on ne doit pas seulement considérer les intérêts de ce commerce, mais aussi son honneur, qui y est vivement engagé et qui a bien souvent, hélas ! été en grand péril.

La grande question, celle qui doit primer toutes les autres, est celle de la santé publique. Passons donc en revue les diverses fraudes que l'on fait subir au vin destiné à être consommé. Nous commencerons par celles qui se pratiquent le plus facilement et le plus communément. Nous verrons ensuite la falsification se perfectionner, et finalement, nous verrons comment on en est arrivé, dans certains cas, à confectionner des vins complètement factices, dans lesquels n'entre pas la plus petite goutte de jus de raisin.

La chose la plus simple et la plus commune est d'ajouter de l'eau au vin ; de le *mouiller* comme on dit. Cela n'est certainement pas très grave au premier abord et c'est une fraude qui fait plus de tort à la bourse qu'à l'estomac. Si nous mettons même de côté cette tromperie qui consiste à vendre de l'eau, corps inerte, pour du vin, corps tonique et actif, nous remarquerons que le mouillage est dangereux, car il n'est presque jamais seul. Il y a comme complément presque indispensable, la coloration du vin, l'addition d'alcool, d'extrait, etc. On ne met pas, en effet, de l'eau dans le vin et on n'en met pas surtout une quantité notable, sans que le consommateur ne s'en aperçoive. Le vin devient en effet plat ; il est peu teinté, etc. Il faut lui restituer sa force, et l'on ajoute de l'alcool. C'est ce qu'on nomme le *vinage*. Il faut aussi lui donner de l'apparence, de la couleur et on lui ajoute toute une série de matières colorantes dont nous parlerons tout à l'heure.

Voyons d'abord le vinage. On a mouillé du vin et il est plat ; il faut le remonter, lui donner de la force ; on va ajouter de l'alcool. Mais quel alcool va-t-on ajouter ? Est-ce du bon alcool de vin, est-ce même certains alcools de bonne qualité, tel que de l'alcool de riz ? Non ! ce sera de l'alcool plus ou moins mauvais ; plutôt plus que moins ; de l'alcool de betterave ou de pomme de terre mal rectifié ; ces alcools dangereux qui causent tant de ravages dans nos belles contrées du nord de la France !

On colore aussi le vin avec une foule de matières diverses. Quelquefois on emploie des matières végétales : telles que du sureau, de l'hièble ; il n'y a là rien de bien dangereux ; mais on trouve souvent plus commode de se servir de couleurs de la houille, de dérivés de l'aniline ; toutes ces couleurs si éclatantes dont la fuschine a été la première. Sommes-nous déjà assez loin du vin dans ce mélange alcoolisé et teint? Sera-ce là cette mixture qui deviendra notre boisson journalière et réparatrice?

Mais ce n'est pas tout, nous avons supposé que nous avions pris pour point de départ le vin et dans la boisson dont nous parlons maintenant est entré du jus de raisin. Que serait-ce si nous étions partis de piquette ? On coupe le vin, on l'on fabrique du vin, au moyen de piquette de raisins secs. Les raisins secs mis en fermentation en présence d'eau, donnent une boisson jaunâtre, qui n'est pas mauvaise, mais qui n'a pas toutes les qualités du vin. On la colore et on la travaille. La piquette de raisins secs n'est point du vin dans le véritable sens du mot (on ne doit entendre par vin que le *jus fermenté du raisin frais*), mais c'est une boisson qui dérive encore du raisin et la falsification ne s'est pas arrêtée à son emploi. On a trouvé qu'elle coûtait trop cher et on la falsifie elle-même au moyen de piquette de glucose. On est allé jusqu'à la remplacer complètement par cette dernière. Et c'est ainsi que nous arrivons au vin factice, ayant comme base de la piquette, comme coloration une matière tirée de la houille et plus ou moins analogue à la fuschine, remonté avec de l'alcool de mauvaise qualité et souvent additionné de glycérine ou d'autres matières extractives. Une pareille mixture, qui ne peut avoir une action bien heureuse sur la santé, ne se conserve même pas et il faut pour pouvoir l'expédier et la garder quelque temps y dissoudre un conservateur, borax ou acide salicylique. C'est donc une drogue qu'on boit au lieu de vin.

Voilà jusqu'à quel triste résultat on est arrivé. Hâtons-nous de dire que c'est le point extrême de la fraude et qu'heureusement il est rare. Mais, ce qui par contre est fréquent, c'est la fraude partielle portant soit sur le mouillage soit sur la coloration, l'addition d'acide salicylique, etc.

Plus d'un lecteur se demandera peut-être alors ce qu'il faut faire; je me priverai de vin, se dira-t-il. Et bien non, le vin est une boisson utile ; il faut en boire ; mais il faut boire du bon vin. Mais où le trouver ? Il est certainement difficile pour beaucoup de personnes de s'adresser au producteur directement, cela offre souvent beaucoup d'inconvénients, pour avoir chez soi une pièce de vin. Il faut ensuite mettre le liquide en bouteille et lui donner quelques soins, sinon le vin se gâte et on le perd. Ce qu'il y a donc d'utile et d'intéressant pour le conservateur, c'est de trouver dans le commerce du vin *pur* et prêt à consommer. La maison Félix Potin a résolu ce problème qui intéresse à un si haut degré. Elle a su mettre du bon vin à la disposition de tous. Voici en quelques mots quelle a été son œuvre. Elle s'est d'abord procurée du vin et s'est adressée pour cela à des producteurs dont elle a centralisé les récoltes. Elle a ensuite fait construire des celliers et des caves pour recevoir ce vin. Des aménagements propres et commodes ont été faits pour la mise en bouteilles qui est entourée de tous les soins et de toute la propreté possibles. Ces opérations, bien que coûteuses, pratiquées, comme cela a eu lieu sur une large échelle, n'ont pas élevé dans une grande proportion le prix de la marchandise et l'heureux résultat, dont elle a bien le droit de se féliciter est celui-ci : *bonne et utile denrée à prix modique.* N'est-ce pas là un beau résultat et n'est-ce pas un grand service rendu au nom de la santé publique ?

LE VIN DE CHAMPAGNE

Lorsqu'à la fin du repas, l'explosion et le pétillement du Champagne viennent égayer les convives, peu d'entre eux songent aux difficultés qu'on a eu pour préparer cette boisson qui leur plaît tant. C'est qu'en effet pour produire exactement cette mousse, obtenir un vin bien limpide, pour ne pas que la bouteille se brise sous l'effort du gaz qui y est comprimé, il a fallu bien des études, bien des soins, qui n'ont cependant pas empêché des pertes. Voilà pourquoi ce vin de Champagne qui est si renommé est si cher, ce qui n'empêche pas sa consommation d'être énorme, en France et à l'étranger, qui en est, comme chacun le sait, très friand.

Nous ne voulons pas parler aujourd'hui des grands crus de Champagne, qui coûtent cher et ne sont pas à la portée de toutes les bourses, mais d'un Champagne plus modeste, ayant toutes les propriétés des meilleurs Champagnes, et que l'on nomme la *tisane de Champagne.* La tisane diffère simplement du Champagne proprement dit en ce que, au lieu d'être fabriquée au moyen de la première goutte mère qui s'écoule du raisin, elle est obtenue par une seconde pression, le mode de fabrication, partie essentielle, restant le même.

Le Champagne se fabrique avec des raisins noirs qui, pressés, fournissent un jus à peine coloré. Dès que le raisin est pressé on sépare le jus qui, s'il restait en contact de la rafle, dissoudrait les matières contenues dans la peau et le grain du raisin et se colorerait en rouge, on fait subir au moût une première fermentation ; on le laisse déposer, puis on le soutire.

C'est maintenant que va venir la seconde fermentation, celle qui va se faire dans la bouteille et devra produire la mousse. Entrons d'abord dans quelques détails sur le mécanisme de cette opération.

Lorsque du vin fermente, son sucre se transforme en alcool et en acide carbonique : le premier donne au vin sa force, le second est un gaz qui s'échappe de la cuve où se fait la fermentation et dont il ne reste pas de quantité sensible dans le vin. La première fermentation qu'on a fait subir au Champagne s'est produite dans ces conditions. La seconde va avoir pour but de conserver dans le vin non seulement l'alcool produit par la fermentation , mais aussi l'acide carbonique.

Dans ce but, on ajoute au produit de la première fermentation une quantité de sucre exactement dosée, dont nous reparlerons tout à l'heure, on met le liquide dans des bouteilles solides, on le bouche sérieusement et on le laisse ensuite fermenter. Le sucre se transforme en alcool et en acide carbonique ; mais ce dernier ne peut s'échapper. Un litre de vin peut dissoudre environ un litre d'acide carbonique. Le premier litre d'acide carbonique se dissoudra donc à la pression ordinaire ; mais le second litre dégagé ne se dissoudra qu'à la condition de faire dans la bouteille une pression de deux atmosphères ; le troisième litre de trois atmosphères et ainsi de suite. On peut aller jusqu'à environ six atmosphères.

C'est cet acide carbonique dissout ainsi sous pression dans le vin qui donnera tous les phénomènes d'explosion, de pétillement, etc.

Si, en effet, on vient à couper les attaches qui retiennent le bouchon, la pression du gaz qui se trouve à l'intérieur de la bouteille chassera celui-ci qui partira violemment poussé et avec explosion. Aussitôt le vin se retrouvant à la pression ordinaire ne pourra plus dissoudre les six litres d'acide carbonique que la pression l'avait forcé à absorber.

Cet acide carbonique se dégage par milliers de bulles en produisant la mousse et le pétillement du Champagne.

C'est ici le lieu de faire remarquer à nos lecteurs un fait curieux qu'ils ont probablement observé. Le Champagne qui vient d'être débouché ne devrait avoir conservé qu'un litre d'acide carbonique en solution. Il en contient cependant à peu près le double. On a calculé que le Champagne ne perdait pas plus d'un tiers d'acide carbonique quand on ouvrait la bouteille. Ce gaz est retenu en quelque sorte par le liquide, mais il se dégage facilement. Ainsi, si on laisse tomber la mousse dans la bouteille, puis qu'on verse dans un verre, la mousse se reforme avec abondance dans le verre. La forme de celui-ci a d'ailleurs de l'importance : les pointes favorisent la mousse, aussi les coupes que l'on emploie beaucoup maintenant, se terminent-elles souvent par un petit cône qui pénètre dans le pied.

On peut déterminer artificiellement le moussage et le pétillement du Champagne après que celui-ci a été versé et que la mousse est tombée dans le verre. En frottant avec un archet sur le bord du verre, les vibrations décollent les bulles de gaz des parois du verre, il s'en forme de nouvelles et le Champagne pétille vivement. Le même fait se produit si tenant le verre de la main gauche, on frappe l'ouverture avec la paume de la main droite. Il faut avoir bien soin, pour ne pas se blesser, de laisser le verre sur la table.

Revenons à la fabrication.

Quelles sont les difficultés que présente la fabrication du Champagne? En dehors du choix de bouteilles et de bouchons bons et résistants, la principale difficulté est d'obtenir la quantité d'acide carbonique exacte pour avoir la mousse sans casser les bouteilles.

Ce problème présentait autrefois de grandes difficultés parce que les connaissances chimiques étaient peu avancées. Un des premiers procédés rationnels fut donné en 1836, par François, pharmacien, à Châlons-sur-Marne. Il consistait, en principe, à prendre la densité du moût. Cette densité donnait des indications sur la quantité de sucre et par suite sur la quantité d'acide carbonique que celui-ci pouvait développer.

Actuellement le dosage du sucre à ajouter dans le moût se fait d'une façon absolument scientifique. Le vin doit renfermer de vingt à vingt-quatre grammes de sucre par litre au moment où on le met en bouteilles. On obtient ainsi 6 litres 26 d'acide carbonique et une pression de 5 atmosphères 4.

Le sucre ajouté doit être du sucre candi provenant de la canne à sucre.

On range les bouteilles dans des caves taillées dans la craie et maintenues à une température constante. C'est dans ces caves que se produit la deuxième fermentation.

Chacun connaît les applications du Champagne. Nulle fête ne serait complète s'il n'en était le couronnement. Et rien n'est plus charmant, que l'entrain et la gaîté qui se répandent parmi tous les convives lorsque saute le premier bouchon.

La *tisane de Champagne* fait aussi bon effet que le meilleur Champagne et son prix est fort modique. *Aussi la recommandons-nous d'une façon toute spéciale.*

LA BIÈRE

La bière est un liquide fermenté, dans la préparation duquel il ne doit entrer que de l'orge, du houblon, de la levure, et de l'eau. Cette fabrication étant très difficile et très minutieuse, nous n'entrerons que dans les détails nécessaires pour en faire comprendre à nos lecteurs les points principaux. Cette industrie s'est beaucoup développée chez nous dans ces dernières années et si la France a longtemps été tributaire de l'Allemagne pour la vente de la bière, elle est aujourd'hui entièrement affranchie, grâce aux installations grandioses de beaucoup de brasseries françaises.

La bière n'est pas, comme le vin, un produit dérivant directement d'une substance naturelle. Sa fabrication est, au contraire, complexe et délicate. Les maladies dont la vigne est atteinte, ont beaucoup diminué, dans ces dernières années, la production du vin. Aujourd'hui les viticulteurs, qui se sont mis résolument à l'œuvre, ont pu commencer à faire croître de nouveau leur production, mais la consommation de la bière n'en a pas moins pris une place importante. Voici, à titre de document, la consommation de la bière, par an et par tête dans les divers pays d'Europe.

Angleterre, 144 litres ; Autriche, 28 ; France, 21 ; Russie, 4. 5 ; Allemagne, 65 ; Belgique, 169 ; Suisse, 37. 5 ; Hollande, 33.

En France, c'est naturellement dans les pays du nord que la consommation est la plus grande, 250 litres en moyenne. A Paris, la quantité moyenne est de 14 litres par habitant et par année.

L'usage de la bière remonte à une origine très ancienne, mais les premières bières qui furent consommées n'étaient pas préparées comme elles le sont aujourd'hui. Elles avaient pour base l'orge et les céréales, mais elles n'étaient pas aromatisées au houblon. Cette matière ne commença à être employée qu'au IXe siècle.

Nous allons entrer dans quelques détails sur la fabrication de la bière, puis nous verrons de quelle façon on la falsifie.

Fabrication de la bière. — Pour fabriquer la bière, on emploie trois produits essentiels : l'orge, le houblon et l'eau. Suivant la température à laquelle on fait la fermentation, on obtient des bières de qualités différentes ; les bières anglaises qui se produisent avec une fermentation haute (de 15 à 20°) et les bières allemandes et françaises qui se fabriquent à basse température (4 à 5°). Quel que soit le mode de fermentation adopté, la fabrication comprend quatre opérations successives :

LE MALTAGE,
LE BRASSAGE,
LE HOUBLONNAGE,
ET LA FERMENTATION.

1° **Le maltage.** — Le maltage consiste dans la germination de l'orge. Voici quel est son but : pendant la germination de l'orge il se produit une petite quantité d'une substance que l'on nomme la diastase. Cette substance est un ferment qui possède la propriété de transformer l'amidon en sucre. L'amidon ne fermente pas quand on le met avec de la levure de bière ; il ne donne pas une liqueur alcoolique, comme le fait, au contraire, le sucre dans les mêmes conditions. Le maltage est donc indispensable ponr obtenir, au moyen de l'orge, une liqueur alcoolique fermentée. Pour faire germer l'orge, on commence par la mouiller en la laissant tremper dans l'eau pendant un certain temps, on l'étend ensuite dans le germoir, en couches de quinze à vingt centimètres d'épaisseur. La température du germoir doit être maintenue vers 25 à 30° ; on laisse les grains pendant dix à vingt jours suivant les conditions. C'est à la longueur du germe (il doit avoir les deux tiers de la longueur du grain), qu'on reconnaît que l'opération est terminée. On arrête alors la germination en refroidissant le grain dans une chambre froide et aérée pendant un jour. Vient ensuite la dessiccation du grain qui s'opère dans de grandes chambres étuves chauffées à une température variant entre 40 et 70°. Le grain germé et sec se nomme le *malt ;* c'est le produit essentiel qui donnera l'alcool, des substances albuminoïdes, etc. Il faut donc débarrasser le malt des germes, qui donneraient un mauvais goût à la bière.

2° **Le brassage.** — La deuxième opération ou brassage a pour but d'opérer la transformation en sucre de l'amidon contenu dans l'orge. Cette transformation s'effectuera dans l'eau tiède et sous l'influence du ferment particulier, la diastase, qui s'est produit pendant le maltage. Le brassage se fait de deux manières : par *infusion*, comme cela se pratique en Angleterre et en Belgique, ou par *décoction* suivant la méthode allemande, autrichienne et française. Quelle que soit la méthode employée, en voici le principe : le malt est traité par une certaine quantité d'eau tiède ; la diastase se dissout et agit sur l'amidon pour opérer sa transformation en sucre. L'action du ferment sur l'amidon est naturellement facilitée par la température de l'eau, et la formation d'empois. Le liquide qui résulte du brassage se nomme le *moût*. C'est une solution sucrée contenant en solution les principes nutritifs et minéraux que renfermait l'orge. Il faut maintenant, avant de faire fermenter cette liqueur, l'aromatiser au moyen du houblon. C'est la troisième opération qui porte le nom de

3° **Houblonnage.** — Le moût est amené dans de grandes chaudières où on le fait bouillir un instant pour achever le brassage, le concentrer un peu et aider à sa clarification. Au moment de l'ébullition, on projette dans la chaudière la quantité de houblon qui était pesée d'avance ; puis on met rapidement le couvercle de la chaudière, de manière à ce que les produits aromatiques et les essences du houblon ne puissent se volatiser. Le houblon fournit à la bière du tannin, un principe amer, que l'on nomme la lupuline (du nom latin du houblon :

humulus lupulus) et des huiles essentielles. L'addition du houblon est utile, non seulement pour donner à la bière son parfum et sa saveur particulières, mais aussi pour précipiter avec son tannin une petite quantité de matière albuminoïde et faire ainsi un véritable collage ou clarification. Donc, deux buts : parfumer et conserver.

Quand le moût a été houblonné, il renferme en solution tous les matériaux nécessaires à la confection d'une bonne bière, mais ces matériaux n'ont pas subi la transformation capitale de la fermentation, qui va leur donner toutes leurs propriétés toniques et nutritives. Cette dernière étape de la fabrication va être la plus délicate et c'est à la façon dont elle sera dirigée que l'on reconnaîtra le brasseur habile et expérimenté.

4° **Fermentation.** — A la suite du houblonnage, le moût est refroidi rapidement dans de grands bacs ou dans des tuyaux autour desquels circule de l'eau. La fermentation peut se faire de deux manières, comme nous l'avons dit plus haut, soit à la température de 15 à 30°, c'est la fermentation haute; soit à la température de 4 à 5° seulement, c'est la fermentation basse.

Nous ne dirons presque rien de la fermentation haute, qui ne se pratique sur une large échelle que pour les bières d'origine anglaise. On ajoute au moût une certaine quantité de levure de bière. Cette levure détermine la fermentation, c'est-à-dire la transformation du sucre en alcool et en acide carbonique. Sous l'influence de la fermentation, la température du liquide s'élève jusqu'à 25 et 30° et l'opération est terminée en quelques jours.

La fermentation basse exige un grand nombre de précautions. Il faut, en premier lieu, de la levure bien fraîche, ajoutée en quantité juste suffisante, puis, des caves à température bien constante pour que l'opération marche régulièrement. C'est une grande question pour le brasseur qui veut faire de bons produits que le choix judicieux des caves et leur installation. Le moût est refroidi à environ 10° et placé dans des cuves de 25 à 30 hectolitres. On ajoute environ 8 kilogrammes de levure, puis on ajoute de la glace de manière à maintenir constamment la température de la bière à 5 à 6° seulement. Dans ces conditions, la fermentation est lente et régulière ; l'acide carbonique se dégage uniformément, et la levure se dépose peu à peu. Au bout d'une semaine environ, on peut soutirer la bière, c'est celle que l'on nomme petite bière, et qui peut servir à la consommation courante, mais elle ne pourrait pas se conserver et subir un voyage quelconque. Pour fabriquer de la bière de conserve il faut achever complètement la fermentation. Pour cela, le liquide ayant subi la première fermentation est versé dans des cuves disposées dans les caves. On le laisse là de six à douze mois à la température de 1 à 2°. — La bière de conserve que l'on obtient de cette manière est un liquide bien clair et inaltérable, qui n'a besoin d'être additionné d'aucune substance chimique destinée soit à le conserver, soit à le clarifier. Nous verrons que c'est seulement lorsque le brasseur veut se dispenser de donner tous ses soins à la bière ou veut gagner du temps sur la fermentation, qu'il emploie des produits chimiques. C'est aux beaux travaux de M. Pasteur que nous devons de connaître exactement la marche de la fermentation de la bière. Ce savant a établi que la levure de bière seule peut vivre et agir au-dessous de la température de 2°. Par conséquent aucune altération produite par un autre genre ne peut prendre naissance. Le brasseur doit donc surveiller sans cesse ; tout le fruit de son travail pouvant être perdu si la température atteint 10°.

Soutirage. — Une bière bien fabriquée doit se clarifier seule, une bonne bière peut être aidée avec des copeaux de noisetier, mais il faut tout à fait renoncer et délaisser les bières livrées sur colle et sur levure. Qu'est-ce que cette colle ? C'est de la vessie d'esturgeon et comme elle coûte très cher on emploie de préférence la peau de raie que l'on fait dissoudre dans de la vieille bière devenue acide. Cela donne à la bière un goût âcre et pâteux.

Aujourd'hui toute brasserie soucieuse de son nom ne livre plus de bières faites par ce procédé barbare, les bières de table sont clarifiées sur copeaux, livrées claires en bouteilles, les bières fines sont filtrées ; pour assurer la conservation certaine de ces bières filtrées, elles sont pasteurisées.

Vente en fûts, les fûts sont enduits intérieurement d'un vernis à l'alcool ou d'une couche de résine qui isole complètement le liquide du contact du bois. Lorsque les fûts sont trop fraîchement enduits cela communique à la bière un goût *sui generis*, que peu de personnes aiment. Cependant il est inoffensif.

Vente en bouteilles. Ce procédé de vente, qui prend tous les jours de l'extension, est appelé à devenir un jour en France le seul mode de livraison de la bière.

En voici les raisons :

A la réception d'un fût, peu de personnes savent le mettre en chantier, et parmi ceux qui le savent, il en est qui n'ont pas la force de le faire. Il faut ensuite des soins continuels, sous peine de perdre la bière ; tantôt on oublie de boucher au sommet du fût le petit trou du fosset, et la bière s'évente, tantôt on retire la bonde, ce qui est pire encore. On emploie actuellement pour le transport des bières fortes des bondes de fer et le consommateur habitué à voir la bonde de bois et ne la voyant plus, ne sait pas par quel bout prendre son fût. Il est certain que pour les familles nombreuses la bière en fût revient moins cher, mais il faut qu'elle soit consommée rapidement. Si on la met en bouteilles, il faut que celles-ci soient parfaitement rincées et que les bouchons soient neufs.

La bière est une boisson excitante par l'alcool qu'elle contient, et nourrissante par les principes hydrocarbonés et azotés qu'elle a pris à l'orge et au houblon. Mais pour qu'elle ait ces propriétés, il faut évidemment que ce soit de la bière, c'est-à-dire un liquide fermenté dans la composition duquel il n'entre que de l'orge, du houblon, de la levure et de l'eau. Combien de bières ne sont que de tristes plagiats de ce type régulier, et ainsi, combien peu leur action est bienfaisante.

On falsifie la bière sur une grande échelle ; passons en revue les principales fraudes. Il entre dans la bière véritable, deux produits principaux : l'orge qui fournit le malt et qui forme la base de la bière, et le houblon, qui lui donne son parfum. Les deux principaux groupes de falsifications consistent donc à remplacer le malt ou à remplacer le houblon.

On remplace le malt soit par d'autres céréales qui sont susceptibles comme lui de fournir du sucre, qui se transformera plus tard en alcool ; soit, plus simplement encore par du glucose commercial. Inutile de dire que la bière falsifiée au glucose ne contiendra aucun des principes nutritifs de l'orge et que ce sera, par conséquent, une non-valeur au point de vue alimentaire.

On remplace le houblon par une infinité de substances qui peuvent donner de l'amertume et du goût à la bière. L'acide pinique, le fiel de bœuf, la strychnine, la noix vomique, la gentiane, le buis, l'aloès, le quassia amara, sont les principales.

N'est-il pas honteux que des industriels poussent l'audace jusqu'à ajouter des poisons tels que la strychnine. Et ce fait s'est cependant produit, notamment en Angleterre.

En dehors de ces deux ordres généraux de falsification, il nous faut parler des modes illicites de conservation de la bière, qui doivent être également considérés comme des fraudes. Lorsque le brasseur n'a pas bien fabriqué sa bière, soit qu'il ne lui ait pas donné tous les soins nécessaires, soit qu'il ne l'ait pas laissé fermenter le temps voulu, celle-ci ne se conserve pas. Pour pouvoir l'expédier, il faut qu'il lui ajoute des conservateurs, et ceux-ci sont principalement les bisulfates et l'acide salicylique. C'est l'acide salicylique qui est le plus employé et qui a donné lieu, on se le rappelle, à une grande campagne entre chimistes, médecins et brasseurs. Il nous semble que, puisque l'acide salicylique est un médicament, il ne doit pas être permis d'en mettre dans un aliment et que, puisqu'on n'est pas absolument fixé sur son inocuité ou sa nocuité, dans le doute, on doit le proscrire.

Nos lecteurs voient donc que la bière n'a pas eu un meilleur sort que le vin et qu'elle n'a rien à lui envier sous le rapport de la falsification. De même qu'on est arrivé à faire du vin de toutes pièces, c'est-à-dire ne contenant pas un grain de raisin, on est arrivé à faire de la bière complètement factice, c'est-à-dire sans orge et sans houblon. Buvez de cette dernière, elle vous indisposera et, loin de vous soutenir et de vous nourrir, elle vous rendra malade. La bonne bière, au contraire, est une boisson nutritive et saine que l'on ne saurait trop recommander, surtout dans les périodes de chaleur.

LES SIROPS

Les sirops bien qu'étant des produits fabriqués, doivent avoir une formule bien définie. On appelle sirops, les liquides obtenus par dissolution du sucre dans des véhicules variables tels que l'eau, les jus des fruits, les infusions, décoctions, etc. Il y a donc de nombreuses variétés de sirops. Les principales sont, en dehors du sirop simple, qui est une solution de sucre dans l'eau :

Les *sirops de fruits*, qui sont des solutions de sucre dans des jus de fruits.

Les *sirops alcooliques* et les *liqueurs*, parmi lesquels nous citerons le sirop de punch, et les liqueurs, telles que l'anisette, la menthe, le curaçao, etc.

Enfin les *sirops composés* qui sont, comme leur nom l'indique, des produits dans lesquels entrent un certain nombre de substances. Le *sirop d'orgeat* est de ce nombre.

RF

Les sirops de fruits, qui nous intéressent plus spécialement s'obtiennent de la façon suivante : On presse les fruits (les groseilles, par exemple), pour en extraire le jus. On pèse ensuite une quantité de sucre calculé de façon à ce que l'on obtienne un sirop pesant à froid 1,33. On ajoute le sucre et on fait bouillir un instant. On laisse ensuite refroidir et on met en bouteilles. Tous les sirops de fruits doivent être préparés de cette manière.

Parmi les sirops composés nous ne parlerons que du sirop d'orgeat, qui est le plus répandu. Voici quelle est sa formule.

Sucre raffiné	50	kil.
Eau	28,5	»
Amandes douces	3,125	»
» amères	3,125	»
Gomme adragante	0,05	»
Eau de fleurs d'oranger	0,60	»

Ainsi préparé, le sirop d'orgeat est opalin, blanc jaunâtre et il marque 34° à l'aréomètre. C'est un sirop à base d'émulsion d'amande, qui est adoucissant et rafraîchissant.

Altérations que subissent les sirops. — Les sirops contiennent du sucre, corps éminemment altérable. Aussi sont-ils sujets à diverses maladies. Ils se troublent et moussent ; leur odeur devient désagréable ou ils se couvrent de moisissures. Les causes de ces altérations résident soit dans la fabrication, soit dans la conservation des sirops. Lorsque la cuisson a été insuffisante ou imparfaite, l'altération se produit fréquemment ; le sirop mousse ; il fermente. Une autre fermentation se produit lorsque le sirop contenait une trop grande quantité de matières mucilagineuses. Si la clarification a été mal faite, le sirop peut également fermenter et s'altérer. Enfin si l'on conserve le sirop dans de mauvaises conditions ; si par exemple on le laisse débouché et dans un endroit chaud, il s'altère et se moisit.

Falsifications des sirops. — Nous allons avoir ici encore à constater de nombreux cas de falsifications, dont l'ingéniosité, on le verra, ne le cède en rien à ce que nous avons vu dans les pages qui précèdent.

Insistons dès maintenant sur ce point. Certaines des fraudes que nous mentionnerons ne sont pas très dangereuses, mais en outre qu'elles constituent un véritable vol, au point de vue commercial, elles peuvent amener à la longue des accidents ou des désordres dans l'organisme.

La première chose à laquelle on a songé a été de remplacer le sucre par un corps coûtant moins cher. C'est naturellement au *glucose* ou sucre de fécule qu'on s'est adressé. On a remplacé le sucre par du glucose, mais on s'est bien gardé d'avertir l'acheteur. Eh bien, le sirop fabriqué avec du jus de fruit et du glucose n'est pas du sirop dans la véritable acception du mot. La question a d'ailleurs été nettement tranchée par le Comité consultatif d'hygiène publique de France. Ce comité avait reçu, en 1851, une pétition à ce sujet et il prit la résolution suivante : L'usage du glucose pour la fabrication des sirops ne devra pas être interdit, mais pour éviter toute confusion on devra indiquer sur l'étiquette la nature exacte du produit. Ainsi un sirop fabriqué avec du jus de groseilles et du glucose devra être étiqueté :

Sirop de glucose à la groseille.

Voilà qui est net.

Le glucose n'est pas un corps nuisible à la santé, mais il peut contenir une trace de substances nuisibles, comme par exemple une trace d'arsenic. D'ailleurs nous pensons qu'il vaut mieux se désaltérer avec un véritable sirop de sucre qu'avec un sirop de glucose. Ce dernier altère plutôt et il en faut une plus grande quantité pour sucrer autant.

Nous venons de voir que le premier ordre de fraude consistait à remplacer le sucre par autre chose, le second ordre de fraudes consiste à remplacer le jus de fruit par quelque chose en ayant sinon les propriétés, du moins l'apparence ; mais ici, la question est plus complexe, car il faut pour remplacer le jus de fruit employé :

Une couleur pour donner l'apparence ; un bouquet pour donner l'odeur et le goût propre du fruit ; un acide pour remplacer celui du fruit.

Les couleurs employées pour colorer les sirops fabriqués sont très nombreuses. Il y en a en premier lieu d'inoffensives et qui sont tolérées quand on déclare que le sirop est de *fantaisie*. Ce sont notamment la cochenille et l'orseille. Mais on n'emploie pas toujours ces matières inoffensives, et on trouve souvent plus simple d'employer quelques-unes de ces belles couleurs dérivées de la houille, dont la nuance est si belle, mais dont aussi la non-toxité est loin d'être certaine. L'emploi de ces couleurs d'aniline est interdit par des ordonnances et des règlements de police. Le consommateur doit se méfier de ces sirops qui ont une couleur brillante et foncée ; presque toujours ils sont colorés avec une couleur d'aniline.

Les bouquets que l'on emploie pour donner au sirop le goût spécial à chaque fruit sont des compositions chimiques très ingénieuses. Ce sont des mélanges d'éthers, corps très odorants et parfumés, combinés de diverses manières.

Nous empruntons à un ouvrage publié par le laboratoire municipal les formules de quelques-uns de ces bouquets :

Essence de groseille	Ether acétique	5
	Acide tartrique	4
	— benzoïque	1
	— succinique	1
	Ether benzoïque	1
	Aldehyde et acide œnautique	1
Essence de framboise	Ether acétique	5
	Acide tartrique	5
	Glycérine	4
	Aldehyde, éther formique	1
	Ether benzoïque butyrique	1
	Ether amyl-butyrique, acétique	1
	— œnautique, méthyl-salicylique	1
	— nitreux, sébacylique et succinique	1
Essence de prune	Glycérine	8
	Ether acétique et abdéhyde	5
	Huile de persico	4
	Ether butyrique	2
	— formique	1
Essence de cerise	Ether benzoïque	5
	— acétique	5
	Glycérine	3
	Ether œnautique et acide benzoïque	1

Essence d'abricot	Ether butyrique	10
	— valerianique	5
	Glycérine	4
	Alcool amylique	2
	Ether amyl-butyrique chloroforme	1
	Ether œnautique et acide tartrique	1

Il y a, parmi ces diverses substances, des corps tels que l'alcool anhylique, l'éther nitreux, qui ont une action toxique sur l'organisme, et, bien qu'on ne les emploie qu'en très petite quantité, leur action peut être sensible.

Lorsqu'on a coloré et parfumé le sirop il faut aussi y ajouter une petite quantité d'un acide végétal pour lui donner l'acidité du suc de fruit dont la sensation légèrement piquante est si agréable; on emploie pour cela une petite quantité d'acide citrique, ou, de préférence, une petite quantité d'acide tartrique.

Il faut que le consommateur soit bien prévenu que des sirops fabriqués comme nous venons de le dire ne doivent pas être vendus sous le nom de sirops de sucs de fruits. Le marchand n'a pas le droit de mettre, par exemple, l'étiquette :

Sirop de groseille.

Il faut qu'il indique la nature exacte du produit et mette sur l'étiquette :

Sirop de fantaisie à la groseille.

L'acheteur sait ainsi que le sirop qu'il achète est de « *fantaisie* », c'est-à-dire fait sans sucre ni jus de groseilles. Il est vrai que le fabricant écrit le mot fantaisie en lettres minuscules ; mais c'est aussi au consommateur prévenu à se tenir sur ses gardes.

Antiseptiques dans les sirops. — De même que tous les produits fabriqués, il arrive souvent que les sirops se conserveraient mal. On les additionne, pour empêcher cela, d'une matière antiseptique qui est presque toujours de l'acide salicylique. Il va sans dire que tout sirop bien fabriqué n'a pas besoin d'acide salicylique pour se conserver et qu'on doit rejeter de la consommation tous ceux qui en contiennent.

Résumons-nous en quelques mots :

Les sirops sont d'excellentes boissons pour l'été, parce que l'on est souvent fort altéré et qu'il vaut mieux éviter l'usage trop fréquent des boissons alcooliques. Nous conseillons vivement de ne boire que des sirops véritables, c'est-à-dire fabriqués avec du sucre et du jus de fruit et de rejeter tous les autres. Nous avons prévenu le consommateur qu'il distinguera ces derniers à leur étiquette « sirop de fantaisie », à moins que par un singulier hasard le fabricant n'ait oublié de la mettre.

LES EAUX MINÉRALES

Les eaux minérales de toutes sortes sont aujourd'hui fort employées. Depuis que la médecine a reconnu que les eaux qui jaillissent de certains terrains et qui renferment en solution diverses matières salines, peuvent rendre les plus grands services à la thérapeutique : depuis cette époque, on a capté un grand nombre de ces sources. Les médecins ont ordonné d'en boire et les malades s'en sont bien trouvés.

Les cures aux eaux minérales sont évidemment dues à deux causes. En premier lieu, aux principes chimiques, qui sont contenus dans l'eau et qui sont des médicaments naturels n'agissant pas sur l'estomac d'une façon aussi brutale que les drogues fabriquées. En deuxième lieu, cette action vient s'ajouter, dans la cure sur place, aux conditions nouvelles dans lesquelles se trouve le malade : l'air, la tranquillité, le changement de climat, etc. Toutes ces choses agissent certainement et contribuent chacune pour leur part, à la guérison.

Mais tout le monde ne peut aller aux eaux ; beaucoup n'ont pas le temps, beaucoup n'ont pas les moyens de faire un voyage long et dispendieux. C'est pour cela qu'on a imaginé de mettre en bouteilles les eaux minérales et de les donner aux malades chez eux. Lorsque l'eau est recueillie dans de bonnes conditions, à la source, qu'elle est enfermée dans des bouteilles propres et bien bouchées, elle conserve toutes ses propriétés physiologiques et son action propre reste la même.

Nous ne voulons pas traiter ici de toutes les eaux minérales et nous nous attacherons spécialement aux *eaux gazeuses et alcalines* dont l'eau de Vichy peut servir de type. Ce qui caractérise ces eaux c'est qu'elles renferment en dissolution une quantité souvent assez notable de *bi-carbonate de soude* et de *gaz acide carbonique*, deux corps qui ont la propriété d'être des auxiliaires puissants pour le travail de la digestion.

Les eaux alcalines gazeuses tendent à se répandre de plus en plus. Leur consommation augmente avec les maladies d'estomac qui sont une conséquence forcée de notre manière de vivre. Les mauvaises conditions dans lesquelles se trouve l'habitant des grandes villes influent sur sa santé en général et sur son estomac en particulier.

Il n'a pas assez d'air, pas assez d'exercice, trop de préoccupations et de travail intellectuel. Aussi sa digestion est-elle souvent longue et pénible. Les aliments se digèrent mal, et par suite profitent peu. C'est dans ces cas qu'on peut apprécier l'influence heureuse d'eaux minérales qui viennent aider cet estomac paresseux à accomplir sa tâche.

Aussi le nombre des eaux minérales gazeuses alcalines offertes au public est-il des plus nombreux, et il est nécessaire qu'il puisse discerner les bonnes des mauvaises.

Parmi les eaux, nous examinerons plus particulièrement l'Eau de *Couzan* (Loire), *Source Rimaud* dont la maison Félix Potin s'est rendue propriétaire et qu'elle exploite exclusivement pour sa maison.

Voici quelle est la composition chimique de cette eau.

Un litre d'eau renferme :

	grammes.
Acide carbonique libre	0.4317
Bicarbonate de soude	1.9509
— potasse	0.3034
— chaux	0.3870
— magnésie	0.3436
— de protoxyde de fer	0.0177
— de manganèse	indices.
— de lithine	
Chlorure de sodium	0.0876
Iodure de sodium	indices.
Arséniate de soude	
Sulfate de chaux	0.0465
Alumine	indices.
Silice	0.0410
Matière organique	indices.
Total des éléments minéralisateurs	3.6094

En résumé, cette eau renferme donc près d'un demi-gramme d'acide carbonique litre par litre; elle est donc bien gazeuse; elle est fraîche et pétillante, par conséquent agréable à boire. Elle contient environ deux grammes de bicarbonate de soude et, par suite, elle est très digestive et peut rendre de remarquables services pour le traitement des troubles fonctionnels de l'estomac. Peu de *dyspepsies* lui résistent. Enfin le bicarbonate du protoxyde de fer qu'elle renferme la classe non seulement dans les eaux gazeuses alcalines mais aussi dans les eaux ferrugineuses, car cette quantité de fer, bien qu'elle paraisse faible, est fort notable pour une eau minérale. Le fer que l'on absorbe ainsi s'assimile d'une façon parfaite et donne à l'eau des propriétés fortifiantes et reconstituantes indiscutables. Le bicarbonate de soude affaiblit un peu et le fer intervient pour détruire cette action et donner, au contraire, une nouvelle propriété à l'eau.

Cette eau est donc, sans contredit, une excellente *eau de table.* Apéritive et très digestive, elle se distingue de toutes les eaux connues par son goût attrayant et son action reconstituante. Les docteurs de Laprade, de Viry, Rimaud et Goin, ont en outre reconnu dans une série de recherches qu'elle rendait des services remarquables dans le traitement des maladies de femmes, et ont confirmé son efficacité pour le traitement de toutes les affections qui résultent des troubles fonctionnels de l'estomac.

Il est enfin un dernier point sur lequel nous voulons appeler l'attention, c'est le fait du prix de vente de cette eau. Il importe pour qu'une eau minérale, même excellente, puisse devenir d'un emploi courant que son prix soit aussi minime que possible. Les eaux de Vichy et de Vals se vendent 75 centimes la bouteille, c'est-à-dire presque aussi cher que du vin, et on comprend que les petites bourses hésitent pour s'offrir un tel luxe.

La maison Félix Potin a voulu, par l'exploitation directe de la Source, éviter les frais intermédiaires de toute nature. Aussi a-t-elle pu établir le prix des bouteilles à 0,25 centimes, la bouteille vide est reprise pour 0,05 centimes. C'est toujours le même principe de vendre de la bonne marchandise au prix le plus modique possible. Le malade peu fortuné peut maintenant facilement se laisser tenter et il peut être certain d'être très satisfait de l'emploi de l'*eau de Couzan*.

N. B. — Les consommateurs remarqueront au fond des bouteilles d'eau de Couzan un petit dépôt formé de quelques parcelles brunes. C'est un léger précipité de matières ferrugineuses, qu'il ne faut point jeter. Il est mis en suspension dans le liquide au moment où l'on ouvre la bouteille et où l'acide carbonique commence à se dégager. Il faut le verser dans le verre et le boire ; car il se dissout facilement et ajoute un appoint aux propriétés reconstituantes de l'eau.

Correspondance.

Un de nos lecteurs nous adresse la question suivante : « Quelle est, pendant la saison chaude, la meilleure boisson, à la fois rafraîchissante, gazeuse et tonique ».

Il y a tout d'abord les eaux gazeuses naturelles qui sont rafraîchissantes à cause de leurs bicarbonates alcalins, gazeuses par l'acide carbonique qu'elles tiennent en solution et toniques par le bicarbonate de fer. Nous avons déjà parlé ici de l'eau de Couzan (source Rimaud), qui réalise toutes ces conditions.

Le vin, mélangé à cette eau, lui ajoute de la tonicité et forme une boisson très hygiénique, puisqu'elle réunit les qualités de l'eau minérale naturelle à celles du vin.

Parmi les vins, nous recommanderions plus spécialement un vin qui possède déjà par lui-même des éléments gazeux : nous voulons parler du Champagne.

Le Champagne frappé et additionné d'eau de Couzan nous paraît être la boisson qui répond le mieux à la question de notre lecteur.

LA LIMONADE GAZEUSE DE COUZAN

Les eaux gazeuses, les limonades, les sirops sont les boissons que l'on consomme de préférence l'été. Nous avons parlé déjà dans le *Moniteur de l'Alimentation* des sirops ; mais nous n'avons pas encore entretenu nos lecteurs des eaux gazeuses et des limonades. Les premières, et notamment l'eau de Seltz, se consomment avec les sirops dont elles relèvent le goût. Les eaux de Seltz *mal préparées* présentent deux inconvénients : en premier lieu, elles sont riches en matières organiques. Ceci s'explique facilement : en effet, pour remplir le siphon, il est inutile de le dévisser, et l'on ne se donne souvent pas la peine de le nettoyer, ce qui demande trop de temps. D'un autre côté, et en second lieu, les têtes de siphon, qui devraient être en étain pur, sont quelquefois en alliage plombifère et une petite quantité de plomb peut entrer en solution dans l'eau.

Disons cependant que ces inconvénients ne se produisent que dans les fabrications négligées.

Les limonades sont des boissons complètes, qui n'ont pas besoin, comme les eaux de Seltz, de l'adjonction d'un sirop ou d'une liqueur. Ce sont, la plupart du temps, des solutions à base de sucre et de citron ou de limon, que l'on gazéifie en y faisant arriver de l'acide carbonique sous pression. C'est le cas de la *Limonade gazeuse de Couzan*, qui ne présente avec les autres limonades du même genre qu'une seule différence, mais différence qui a, suivant nous, une très grande importance. Elle réside, en effet, dans la nature de l'acide carbonique.

Pour la fabrication des limonades ordinaires, on fabrique l'acide carbonique en faisant couler de l'acide sulfurique ou de l'acide chlorhydrique ordinaires sur du marbre ou plus ordinairement de la craie. Or de l'acide carbonique qui se produit ainsi d'une façon violente, entraîne avec lui une grande partie des impuretés que renferment les acides commerciaux. On n'a donc qu'un produit impur, qui peut être purifié assez facilement, mais qu'on se dispense, la plupart du temps, d'épurer à fond.

L'acide carbonique de la limonade de Couzan est, au contraire, de l'*acide carbonique naturel*, qui se dégage en grande abondance de la source minérale de Couzan. Ce gaz se perdait, et il a suffi de le capter dans de grandes cloches d'où on l'envoie sous pression dans les bouteilles à charger.

La limonade gazeuse de Couzan est un excellent rafraîchissant, très recommandable, tant pour les enfants que pour les adultes.

LE THÉ

Le thé est la feuille d'un petit arbuste originaire de Chine. On le cultive au Japon et en Chine depuis la plus haute antiquité et c'est de ces deux pays qu'on l'importe chez nous en quantité considérable.

Le thé a été introduit en Europe dans la seconde moitié du dix-septième siècle. Sa consommation s'est beaucoup accrue depuis cette époque. Actuellement, bien que le thé n'ait pas chez nous une importance aussi grande que le café, c'est néanmoins un produit fort répandu et très apprécié.

L'action du thé ressemble beaucoup à celle du café, au point de vue de l'excitation que procurent ces deux liqueurs. Le thé est aussi un *aliment de l'intelligence*. L'abus du thé n'amène pas les mêmes désordres que l'abus du café. On emploie souvent le thé faible pour combattre les maux d'estomac.

Il y a lieu pour le thé, d'établir une distinction qui n'existe pas pour le café. Il y a deux variétés de thé : le thé vert et le thé noir. Nous verrons tout à l'heure comment on obtient chacune de ces deux variétés. Bornons-nous pour le moment à dire que ces deux sortes n'ont pas la même action. Le thé vert est plus excitant et plus aromatique. Le thé noir se supporte mieux, il est plus doux. En général c'est par un mélange judicieux de diverses espèces de thés que l'on obtient un produit parfait comme goût.

Récolte et préparation du Thé.

C'est au commencement du printemps, au mois d'avril, que les moissonneurs envahissent les plantations d'arbres à thé et se mettent à la cueillette.

Ils portent une corbeille placée à la hauteur de la ceinture et suspendue à leur cou par une courroie. Ils cueillent les feuilles en ayant soin de laisser un peu du pétiole de la feuille après la branche de manière à ce que de nouveaux rejetons puissent pousser. Ces feuilles servent à la préparation du *thé vert.* Les feuilles qui serviront à la préparation du thé noir ne sont pas encore poussées. La première cueillette donne principalement le thé *Hyson.*

Une seconde récolte a lieu au mois de mai. Les feuilles qui étaient seulement en bourgeons au mois d'avril ont *poussé* et donnent le thé *Souchong*. Le thé *Souchong* est le type du bon thé noir, de même que le thé *Hyson* est le type du bon thé vert. Le mélange du thé Souchong et du thé Hyson est très estimé.

Une dernière cueillette de thé se fait au mois de juin et fournit principalement le thé *Congo* dont la valeur est un peu moindre que celle du Souchong.

Après la cueillette des feuilles il faut les préparer. La préparation du thé consiste en une torréfaction qui a pour but de développer l'arôme du produit. C'est au fond absolument la même chose que pour le café, mais le mode opératoire est différent. Cette opération très importante et très délicate n'est confiée qu'à des ouvriers habiles.

Dès que les feuilles sont apportées aux ouvriers chargés de les préparer, ceux-ci les plongent dans l'eau bouillante pendant une minute, puis elles sont égouttées et jetées sur des plaques de fonte chauffées. On les remue vivement avec la main pour qu'elles se torréfient également, au bout de quelques minutes on les retire, on les étend sur des nattes et on les roule avec la paume de la main, on les remet à torréfier jusqu'à ce qu'elles aient acquis la couleur voulue. Enfin on les roule soigneusement et séparément chacune.

Ces diverses manipulations sont longues, délicates et même dangereuses, car les ouvriers sont exposés aux vapeurs âcres qui se dégagent de la feuille de thé torréfiée et de plus ils se brûlent souvent en manipulant le thé sur les plaques chaudes.

Le thé vert et le thé noir subissent exactement cette même préparation. La seule différence qu'il y ait est que les feuilles destinées à la fabrication du thé noir sont soumises à une légère fermentation avant d'être torréfiées.

Principales variétés de Thé.

Les **THÉS NOIRS** principaux peuvent se classer de la façon suivante :

1° Le **PEKOE** ou **PEKAO** qui est le plus fin, le plus aromatisé des thés noirs. On l'emploie beaucoup en Russie et c'est celui que l'on estime le plus en France. C'est le premier récolté des thés noirs, sa cueillette se place après celle du thé vert Hyson, mais avant celle du Souchong.

2° Le **SOUCHONG**, très *estimé* des Chinois. Nous avons dit à quelle époque se faisait sa cueillette. En France on en consomme aussi une grande quantité, mais on le mélange presque toujours à du Pekao.

3° Enfin le **CONGO**, qui forme la base de la consommation ordinaire de la Chine.

Les **THÉS VERTS** présentent aussi plusieurs *variétés.* Les principales se désignent sous le nom général de thé *Hyson* ou *Hysson.*

Mais nous recommandons d'une façon spéciale l'usage de notre thé noir mélange anglais à 5 fr. le 1/2 kilo ou le Souchong extra mélangé avec du thé Pékoé, et de l'Orange Pékao) comme étant d'une qualité tout à fait supérieure, le 1/2 kilo 6 fr.

Composition chimique du Thé.

Le thé contient tous les éléments qui se retrouvent d'une façon générale dans les feuilles (gommes, résines, matières albuminoïdes, végétales, etc.). Il renferme de plus un *alcaloïde* particulier auquel on avait donné le nom de *théine.*

Les savants ont depuis reconnu que l'alcaloïde du thé était identique à celui du café. Le café et le thé renferment donc tous deux un alcaloïde : la *caféine.*

C'est à ce principe que ces deux produits doivent leurs propriétés excitantes.

Falsifications du Thé.

Le thé subit principalement deux genres de falsifications :

1° La substitution aux feuilles de thé de feuilles étrangères de diverses natures ou de feuilles de thé déjà épuisées par l'eau ;

2° La manipulation des feuilles : leur coloration, etc.

Cette dernière fraude se pratique en Chine. Pour donner aux thés verts une belle apparence on les colore avec un mélange de bleu de Prusse et de matière colorante jaune. On s'aperçoit facilement que le thé a subi cette manipulation en mettant quelques feuilles de thé dans l'eau et les frottant légèrement à la surface. Le bleu de Prusse se détache et flotte dans l'eau, on voit les petits grains bleus se déposer ensuite au fond du vase.

Pour falsifier le thé on emploie une foule de feuilles dont voici quelques-unes :

Feuille de prunellier.
» frêne.
» sureau.
» saule.
» laurier.
» epilope.
» fraisier.
» rosier.
» peuplier.

Pour reconnaître ces fraudes, il faut faire tremper une petite quantité de thé dans de l'eau tiède. On déplie soigneusement plusieurs feuilles. La feuille de thé a un aspect caractéristique et lorsqu'on l'a vue on reconnaît aisément les feuilles étrangères qui pourraient avoir été ajoutées.

Il nous resterait pour terminer cette étude sur le thé à parler des propriétés physiologiques de ce produit. Nous n'avons fait qu'en retracer aujourd'hui les grandes lignes, nous réservant d'en faire une étude spéciale à ce point de vue.

LE RHUM

La fabrication du rhum, industrie secondaire de la fabrication du sucre de canne, est localisée dans quelques colonies. C'est une industrie tout à fait locale et assez rudimentaire.

Quand on a recueilli la canne à sucre, on la mout et on la comprime. On obtient ainsi deux parties : le résidu, contenant le bois, et que l'on nomme *bagasse*, et le suc que l'on appelle *vesou*. On obtient le rhum en faisant fermenter ce dernier.

La plus grande partie du vesou est employée à la fabrication du sucre dont nous entretiendrons plus tard nos lecteurs. Les résidus de la fabrication du sucre sont des mélasses qu'on utilise à la fabrication du *tafia*.

C'est surtout *la Jamaïque* qui a la réputation, justement méritée, de produire du rhum de bonne qualité ; aussi l'exportatiou du rhum y est-elle fort importante. Le *rhum de la Jamaïque* est obtenu avec le jus de la canne à sucre blanc. La Martinique produit aussi du rhum de très bonne qualité.

Voici les chiffres de l'importation et de l'exportation du rhum et tafia en 1880 (exprimés en hectolitres d'alcool pur).

Importation............	63,862	hectolitres.
Exportation............	4,352	—

Par conséquent environ 60,000 hectolitres consommés, ce qui représente environ 120,000 hectolitres de rhum et de tafia en nature.

Le rhum est un produit très aromatique. Il doit sa couleur brune à une petite quantité de matières astringentes, empruntées aux fûts dans lesquels il a été renfermé. On y supplée quelquefois par une faible addition de caramel. La richesse alcoolique du rhum est élevée ; elle varie entre 50 et 65° ; la moyenne étant 52°.

Le rhum est bien différent du tafia. Le premier est fabriqué avec le jus de la canne et l'on surveille sa fermentation avec soin, tandis que le second n'est fabriqué qu'avec les résidus de sucre. Le premier s'améliore beaucoup en vieillissant tandis que le second reste toujours plus grossier. Il arrive malheureusement souvent qu'on débite le tafia sous le nom de rhum, ce qui est une véritable fraude.

On falsifie le rhum en le *coupant* avec des alcools de natures diverses. L'important pour le fraudeur est que ces alcools soient bon marché ; peu importe qu'ils soient mauvais. On fabrique des rhums de toute pièce avec un mélange d'eau-de-vie et d'eau qu'on colore avec du caramel ou des pruneaux et auxquels on donne, paraît-il, le bouquet particulier du rhum au moyen de rapures de cuir. Quelques négociants vendent d'ailleurs ce rhum sous le nom de « *façon rhum* ».

On vend en Angleterre des liquides dits « *bouquets de rhum* » qui servent à transformer en rhum de l'eau-de-vie de grains, de betteraves ou de pommes de terre. Ces bouquets sont des mélanges de divers éthers et d'alcoolats de cannelle et de diverses plantes. Dans certains de ces bouquets on obtiendrait le goût particulier du rhum au moyen de formiate de méthyle et de méthylal.

Propriété du rhum. — Il y a ici à considérer deux cas : l'abus et l'usage modéré et judicieux. Le premier est tout jugé. L'abus d'un alcool, quelque bon qu'il soit, est une chose fort dangereuse : c'est la source d'une foule de maladies, surtout en été, il ne faut point *abuser* des alcools.

Mais il y a loin de l'abus à l'usage. Il est certain que nous avons besoin de corps stimulants pour activer les fonctions du cerveau, de l'estomac, et des principaux organes de notre corps. Cela est tellement vrai que tous les peuples, même les plus sauvages, se servent d'un excitant : le Tartare boit le Koumys, qui est du lait de jument fermenté, le Chinois boit du thé, l'Américain du sud mâche la feuille du cocas, etc.

Le rhum est un de ces excitants. Il nous aide à réagir : en été contre l'état d'accablement qui résulte de la trop grande chaleur : en hiver, contre l'engourdissement du froid. C'est un excellent digestif et un puissant réconfortant.

L'emploi du rhum en temps d'épidémie a été recommandé de tout temps. C'est en effet surtout à ces époques qu'il importe de prendre des aliments toniques. Aussi se souvient-on que lorsque le choléra fit sa dernière apparition en France, la quantité de rhum consommée fut très grande. Le Conseil d'hygiène et de salubrité de France, dans l'Instruction qu'il publia à ce sujet, conseillait l'emploi d'une petite quantité de rhum à l'état pur et d'infusion de thé additionné de rhum. Nous ne pouvons mieux en référer ; aussi conseillons-nous l'emploi, comme digestif d'un petit verre de rhum après les repas, comme tonique et excitant, l'usage d'un peu de thé aromatisé au rhum.

LE PUNCH

Les punchs sont des préparations en général à base de rhum, quelquefois à base de kirsch et dont l'usage est fort répandu dans les soirées.

Chacun a fabriqué du punch : Dans un vase de porcelaine tel qu'un bol ou un saladier, on verse du rhum, auquel on ajoute une quantité suffisante de sucre et on enflamme. Le rhum marque en moyenne 45° d'alcool, c'est-à-dire qu'il renferme environ moitié de son volume d'alcool absolu. C'est cet alcool qui brûle ; toute la masse s'échauffe ; le sucre se caramélise partiellement et se *dissout* au fur et à mesure dans la liqueur. Quand la quantité d'alcool a diminué au-delà d'une certaine limite, le punch s'éteint. On a alors une liqueur chaude sucrée, encore assez fortement alcoolique, quoique beaucoup moins que le rhum. Tout le parfum du rhum est resté et *s'exhale* par la chaleur. On aromatise encore au moyen de quelques tranches de citron.

C'est là le punch classique. Dans une petite réunion de famille on aime bien encore le fabriquer ainsi, car c'est un passe-temps amusant et c'est un joli spectacle que celui de la flamme du punch dans l'obscurité.

Mais quand il s'agit d'une soirée plus grande, d'un bal où l'on fait circuler de temps en temps des rafraîchissements et des liqueurs chaudes réconfortantes comme le punch, on ne peut faire le punch au moment même. Celui-ci est tout préparé et on le maintient simplement chaud. Depuis longtemps on vend dans le commerce des punchs tout préparés.

La maison Félix Potin prépare deux punchs : l'un au rhum, l'autre au kirsch. Ils sont fabriqués dans des conditions particulièrement bonnes et on ne néglige rien pour les parfumer soigneusement. Pour les employer il suffit de les faire chauffer au moment de l'usage. Les liqueurs ainsi obtenues sont fortes et encore alcooliques. La plupart des personnes les étendent pour les rendre plus agréables surtout aux dames. Pour réduire les punchs, nous engageons nos lecteurs à se servir de thé léger ajouté en quantité suffisante.

LES HUITRES

Les huîtres sont un des principaux accessoires de l'alimentation. C'est aussi un des rares aliments que l'on mange crus et sans aucune préparation.

Dès la plus haute antiquité, l'huître a été mangée et appréciée. Les premiers hommes vivaient principalement de coquillages, ainsi que l'attestent d'ailleurs les débris que l'on a trouvés dans les habitations primitives. Les Grecs et les Romains estimaient beaucoup l'huître, qu'ils mangeaient généralement crue. Ce fut un Romain, du nom de Sergius Orata, qui eut le premier l'idée de parquer les huîtres dans des lacs ou des réservoirs artificiels, alimentés à l'eau de mer.

De nos jours, on consomme ainsi une grande quantité d'huîtres. Paris est de toutes les villes, celle qui en absorbe la plus grande quantité. En 1853, on en consommait pour 1,641,359 francs ; en 1859, pour 2,186,000 francs ; aujourd'hui c'est environ 2 millions à 2 millions 1/2. On consomme de 100 millions à 120 millions d'huîtres par an.

De tout temps on a considéré l'huître comme une nourriture très salutaire, excellente pour les convalescents et les personnes faibles. Quelques médecins s'en sont même servi comme de remèdes. Ainsi Boerhaave l'employait pour le traitement de la phtisie. Une preuve certaine que l'huître se digère facilement c'est la quantité très grande que certaines personnes en mangent. Brillat-Savarin cite dans sa *Physiologie du goût* l'exemple de plusieurs grands mangeurs d'huîtres. On cite également le fait du maréchal Junot, qui absorbait pendant toute la saison des huîtres, 300 de ces mollusques, chaque matin, avant son déjeûner.

Dans notre pays, et, presque partout en général, on mange les huîtres crues, très souvent, sans le moindre assaisonnement, ainsi que le préfèrent d'ailleurs la plupart des gourmets. Beaucoup de personnes ajoutent un peu de jus de citron à l'eau dans laquelle baigne le mollusque. Enfin on ajoute aussi des condiments divers, tels que poivre, sauces à l'échalotte, etc. Les Américains, qui sont grands mangeurs d'huîtres, les mangent non seulement crues, mais ainsi apprêtées de nombreuses manières. Ce sont eux qui ont imaginé les huîtres rôties, la soupe aux huîtres, les sauces, pâtés et choucroutes aux huîtres.

Le meilleur assaisonnement de l'huître est, dans tous les cas, un bon vin blanc tel que le Chablis.

Au point de vue des sciences naturelles, l'huître est un animal fort intéressant, qui forme le genre *Ostrea*, riche en variétés. L'anatomie de l'huître est des plus curieuses. En premier lieu, c'est un animal hermaphrodite, c'est-à-dire réunissant les deux sexes dans chaque individu. Elle appartient à la classe des *Acéphales*, c'est-à-dire qu'elle n'a point de tête, et, comme particularité curieuse de sa construction anatomique, l'intestin traverse le cœur.

Les œufs de l'huître, avant l'éclosion, nagent en liberté. Au moment de l'éclosion, chaque jeune individu s'attache aux rochers ou, comme dans certains pays tropicaux, aux racines des arbres qui se trouvent sur les côtes. La coquille s'incruste au rocher, et de toute sa vie, l'animal ne peut plus changer de place. Pour se nourrir, l'huître ouvre ses valves au moment où le reflux ramène la mer. Celle-ci lui apporte alors sa nourriture, qui se compose d'animalcules, de frai de poisson, etc.

Les huîtres sont fort répandues. Les bancs les plus célèbres, en France, sont ceux des Rochers de Cancale près de Saint-Malo, ceux de la baie d'Arcachon, ceux de Marennes, ceux de l'île de Chauzet, près de Granville, en Bretagne, ceux de la baie de la Trinité, près de Lorient, et ceux de la baie de la Forêt. A Touras, près de Rochefort, et, dans les environs de Dunkerque, on trouve aussi d'importants bancs d'huîtres. Les autres contrées d'Europe n'en comptent pas moins. L'Angleterre en a beaucoup, et les Anglais vantent principalement les huîtres de l'île d'Hayling, dans la baie de Portsmouth ; nos voisins, les Belges, ont deux centres importants, à Ostende et à Nieuwport, où l'on fait l'élevage des huîtres anglaises. La seule mer européenne où l'on ne rencontre pas d'huîtres est la mer Noire, probablement parce que son degré de salure est moindre que celui de la Méditerranée et de l'Océan.

Il est bien rare qu'on mange les huîtres, directement pêchées dans la mer. Ces huîtres sont en effet remplies d'eau trouble; elles sont bourbeuses. On parque les huîtres dans des bassins peu profonds remplis d'eau limpide où elles se dégorgent, et s'engraissent paisiblement. Dans les grands centres d'exploitation des huîtres, à Cancale, Arcachon, Granville, Marennes, Ostende, on a aussi établi des bassins ou parcs à huîtres, soigneusement aménagés. La pêche, le parquage et l'élevage des huîtres constituent aujourd'hui une industrie si importante, que l'on nomme l'*ostréiculture*, que nous ne pouvons en parler sans entrer un peu dans les détails.

On pêche l'huître au moyen de dragues, mais cette pêche a dû être sérieusement réglementée, car on avait abusé, et le dépeuplement devenait grave. Les pêcheurs sont tenus de rejeter toutes huîtres qui n'ont pas une certaine dimension, à moins qu'elles ne soient destinées à être engraissées dans des parcs spéciaux. En France, la pêche est libre du 1er septembre au 30 avril sur les bancs en baie ou à 3 milles des côtes. Les huîtres pêchées sont apportées dans des parcs. Ce sont de grands réservoirs d'eau de mer communiquant avec la mer au moyen d'écluses et de vannes. On ouvre ces dernières au moment de la marée, pour renouveler l'eau. Les parcs à huîtres sont organisés d'une façon remarquable en France. C'est l'ostréiculture qui a fait la richesse du territoire de Marennes. Là les viviers ou parcs que l'on désigne sous le nom de *claires* ne *boivent*, c'est-à-dire ne communiquent avec la mer, qu'aux grandes marées. Les éleveurs d'huîtres, que l'on nomme *amareilleurs*, disposent les huîtres dans les parcs. Elles sont classées par époque de pêche, de manière à ce qu'on connaisse exactement le temps pendant lequel elles resteront dans le parc. En général on parque des huîtres âgées de un à deux ans et on les laisse de un à deux ans dans le parc.

On sait que l'on produit à Marennes une huître possédant une coloration verte. Cette huître possède un goût particulier fort apprécié et elle est recherchée par les amateurs. On a fait beaucoup de travaux scientifiques pour rechercher quelle était la cause de cette coloration verte. Les uns l'ont attribuée à une maladie de l'huître, d'autres à la présence dans le corps du mollusque d'une grande quantité d'animalcules possédant cette coloration. Enfin, suivant d'autres savants cette couleur serait due à du fer et aurait pour origine la nature ferrugineuse des rochers sur lesquels vivent les huîtres. En somme, au point de vue scientifique cette question n'est pas encore tranchée. Il y a de grands parcs à huîtres à l'embouchure de plusieurs fleuves français : la Somme, la Sèvre, la Rance (huîtres de Cancale), la Loire, la Charente, la Gironde. Pour donner une idée de la production de ces bassins, nous citerons les chiffres suivants : le parc de Marennes fournit chaque année 60 millions d'huîtres, et celui d'Ostende 15 millions.

En dehors du parquage des huîtres, l'ostréiculture française compte encore une branche d'industrie importante, qui est l'élevage artificiel des huîtres. Celui-ci a été réalisé la première fois en 1858 par M. Coste, qui a fait ses premiers essais dans la baie de Saint-Brieuc.

Saison des huîtres. — Chacun sait qu'on ne mange pas des huîtres en toute saison ; ce n'est que pendant les froids qu'on peut recommander leur usage. Aussi est-il d'habitude de ne manger des huîtres que pendant les mois en R. Aux autres époques de l'année leur goût est souvent désagréable, et elles peuvent, de plus, donner lieu à des accidents. Les cas d'empoisonnement qu'on a observés avec les huîtres (et qui sont bien loin d'être aussi fréquents que ceux produits par les moules) ont été observés du mois de mai au mois d'août. On n'a jamais su au juste à quoi attribuer ces empoisonnements. Les uns prétendent que l'huître est dangereuse au moment de la ponte, d'autres, que c'est à un petit crabe, nommé pinnothère, qui s'introduit dans leurs valves, qu'elles doivent leurs propriétés nuisibles. Enfin on a aussi prétendu que c'est à l'absorption du frai des astéries ou étoiles de mer que l'on doit attribuer les empoisonnements, car ce frai contient un principe toxique.

Dans les mois en R, on peut manger des huîtres sans crainte, il faut seulement vérifier si elles sont fraîches. Quand l'huître est morte, les filaments qui retiennent les valves se rétractent fortement et l'huître reste fermée. Elle se putrifie alors facilement et sent mauvais. Les huîtres qui sont dans cet état peuvent déterminer des accidents.

Propriétés nutritives de l'huître. — L'huître a deux qualités essentielles au point de vue de la nutrition. En premier lieu, elle est un *véritable aliment*, car elle renferme de l'albumine, de la graisse, des filaments musculaires et des matières gélatineuses, de la créatine, etc.

Payen a calculé que 16 douzaines d'huîtres moyennes renfermaient 312 grammes de protiure, quantité quotidienne — suffisante pour nourrir un homme. Nous insistons sur ce fait, car beaucoup de personnes mangent des huîtres comme apéritif et s'imaginent qu'elles ne nourrissent pas. C'est une erreur, *les huîtres nourrissent*, comme la viande.

La seconde qualité intéressante que nous avons à constater dans l'huître considérée comme aliment, c'est qu'elle contient un *digestif*. Suivant les auteurs qui ont étudié cette question, le foie de l'huître (partie nacrée que l'on reconnaît facilement) contient un ferment. De sorte que, quand on mâche l'huître, on broie le foie et on met en contact l'aliment et son digestif.

Voilà pourquoi l'estomac s'assimile avec tant de facilité les éléments de l'*huître crue*. C'est pour cette raison que l'huître est un aliment *sain et très digeste*.

L'HUITRE

Je ne vois pas tes yeux, mais je vois ton sourire,
Tout ton être respire un grand air de bonté.
A te sentir si fraîche en ta calme beauté,
Chauvette, ému, tressaille et Monselet soupire.

Ta rondeur savoureuse aux poètes inspire
Des rêves d'embonpoint et de satiété....

. . . .

On peut te manger crue, ou bien te faire frire.

La plupart des gourmets te gobent simplement;
Pour d'autres, il vaut mieux te mâcher doucement,
Beaucoup à t'épicer ressentent de la joie.

Tout embaumée encor d'algue et de goëmons,
Paris te sollicite et Cancale t'envoie,
O! toi qui fais aimer, ô! toi que nous aimons.

A. MOREL.

LE CACAO

L'introduction du *cacao* dans l'alimentation européenne a été, avec celles du thé et du café, parmi les innovations heureuses du XVIIe siècle.

Tel qu'on le prépare dans nos pays, c'est-à-dire sous la forme de *chocolat*, il constitue un aliment très nutritif et très sain sur les avantages duquel on ne saurait trop attirer l'attention. Il serait à désirer, en effet, que le chocolat prît dans notre consommation une place plus importante encore que celle qu'il occupe actuellement.

Le cacao, cette petite amande dont nous décrirons tout à l'heure la récolte et la préparation, constitue à lui seul ce qu'on appelle un aliment complet. Cela veut dire qu'il renferme les deux catégories de substances suivantes : D'un côté, des matières qui jouent un rôle similaire à celui de la viande et qui servent à réparer les pertes de notre corps. D'un autre côté des substances grasses (le beurre du cacao) qui sont appelés aliments *respiratoires*, parce que leur combustion entretient la chaleur vitale du corps.

Le cacao n'est pas seulement un aliment nutritif : c'est aussi un digestif.

Cette double propriété fait donc du cacao un aliment éminemment sain et tonique.

On ne saurait guère demander davantage à cette graine précieuse, et si ce n'était son goût un peu amer, quoique très agréable et très parfumé, on le mangerait après lui avoir fait subir simplement une préparation sommaire. Quelques peuples le consomment d'ailleurs simplement à cet état, mais les Européens ont préféré dissimuler cette amertume en mêlant au cacao une quantité de sucre suffisante. C'est ce mélange de cacao et de sucre qu'on appelle le *chocolat*.

Le cacao est le fruit du cacaoyer. La culture de cet arbre ne peut se faire que dans les contrées tropicales et tout ce que nous en consommons est importé. Il poussait d'abord à l'état sauvage dans l'Amérique centrale. Son fruit, estimé à sa valeur par les Mexicains, servait de monnaie dans les échanges commerciaux de ce peuple. Sous l'influence de la culture, la zone de production du cacaoyer s'est considérablement étendue. On plante maintenant cet arbre depuis le sud de la Louisiane jusque dans les parties septentrionales du Brésil. Il va sans dire cependant que c'est le centre de cette zone dont le climat est resté le plus favorable à la bonne culture de l'arbre et qu'au fur et à mesure qu'on s'en éloigne on rencontre plus de difficulté à l'acclimater et que la qualité de ses produits baisse. Non seulement la zone de culture s'est considérablement accrue, mais on est aussi arrivé à produire des amandes plus belles et plus grosses.

La dimension du cacaoyer varie de 2 à 12 mètres. On cherche, pour la facilité de la cueillette, à atteindre 5 à 6 m. Le fruit de cet arbre, qui contient la précieuse amande est une grosse gaîne de couleur jaune rougeâtre, grosse à peu près trois fois comme un citron, un peu pointue, un peu rugueuse et à côtes. On l'appelle une cabosse. Chaque fruit renferme en moyenne une quarantaine de graines.

Quand le moment de la récolte est venu, on cueille les cabosses et on les entasse sous des hangars. Au bout de deux à trois jours on brise leur écorce, on retire les amandes et on place celles-ci dans un magasin qu'on nomme le dégorgeoir et où elles se débarrassent de la substance visqueuse qui les entoure. Puis on les fait sécher au soleil et on emmagasine les graines ; une fermentation s'établit, et la masse s'échauffe. C'est ce qu'on appelle le *ressuage* du cacao. L'amande chauffée est de nouveau mise en mouvement et au bout de trois quarts d heure on a une pâte homogène. Cette pâte est passée dans une série de broyeuses. Ces broyeuses sont formées par un assemblage de trois cylindres de granit tournant en sens inverse et formant laminoir. Elles sont surmontées d'une trémie dans laquelle on met la pâte, celle-ci passe entre les cylindres et l'on diminue l'intervalle qui les sépare au fur et à mesure qu'avance le broyage. On répète cette opération trois fois au moins.

Vient ensuite *l'étuvage* qui a pour but de rendre la pâte douce et onctueuse. — A cet effet la pâte est mise dans de grandes bassines métalliques qu'on porte dans une étuve chauffée en moyenne à 50°, on l'a laisse séjourner là pendant environ 48 heures. On la retire de l'étuve au fur et à mesure des besoins, de l'étuvage, on passe à la mise en moules. La pâte est mise dans un petit appareil qu'on nomme la *boudineuse*.

La pièce principale de cette boudineuse est une vis d'Archimède surmontée d'une trémie chauffée légèrement au moyen d'une petite chaufferette. La pâte placée dans la trémie sort de la boudineuse sous forme d'un cylindre régulier. Cette opération a deux buts : 1° enlever l'air qui pouvait être contenu dans la pâte ; 2° former un cylindre régulier et homogène de pâte qu'il suffit de couper en parties d'une certaine longueur, ayant toujours le même poids. On en coupe au fur et à mesure des quantités de 125 ou de 250 grammes dont on vérifie le poids à la balance. On met ensuite la pâte pesée dans les moules. Ceux-ci sont rangés côte à côte sur la *tapoteuse*. C'est une table animée d'un mouvement perpétuel de trépidation. Sous l'influence des chocs répétés qu'ils subissent, les moules se remplissent exactement de la pâte ; au moyen d'une brosse de cuir on lisse la surface.

Il faut enfin porter au *refroidisseur*. Les moules sont placés sur des châssis sans fin qui parcourent une salle de 30 mètres de longueur, ventilée par un courant d'air frais. A cet effet, l'air qui arrive du ventilateur passe au travers d'une série de tubes dans lesquels circule de l'eau froide. Au bout de leur course sur le châssis, le chocolat est refroidi. On empile les moules sur des monte-charges qui les transportent dans l'atelier d'empaquetage. La seule qualité qu'on puisse demander à ces ateliers est d'être propres et bien éclairés. L'ouvrage y est faite par des femmes qui s'acquittent de leur besogne avec la plus grande agilité. Tous les paquets sont visités soigneusement et on rejette ceux qui ont quelque défaut.

Telle est, dans ses grandes lignes, la fabrication du chocolat. La quantité de cacaos sur laquelle on opère, et les perfectionnements apportés aux appareils permettent d'arriver économiquement à fournir un produit excellent.

Aussi la vente du chocolat Félix POTIN va-t-elle toujours croissant et les hautes récompenses dont il a été l'objet en attestent-elles incontestablement la supériorité.

Les cacaos, reçus et rangés dans des magasins, passent d'abord dans les salles de *triage* et de *nettoyage*. L'appareil qui sert à trier le chocolat est un cylindre percé de nombreux trous, incliné légèrement et qui reçoit le cacao à la partie supérieure. Les bons grains seuls arrivent à la partie inférieure. Les petits grains, les matières étrangères, les cailloux, etc., s'éliminent sur le parcours du cylindre. Cette opération est complétée par un triage à la main qui a pour but d'éliminer nombre de grains défectueux que le cylindre n'a pas enlevés. Des ouvrières placées devant des tables passent en revue un à un tous ces grains. Elles font passer au fur et à mesure par un trou que porte la table, tous les grains qu'elles jugent bons. Ceux-ci entrent alors dans la fabrication. Les déchets, provenant de ces deux opérations, sont éliminés.

Le cacao trié est envoyé directement dans le *torréfacteur*. Un long et large tube qui part de la salle de triage aboutit au trou de charge du torréfacteur. On y verse directement le cacao. La torréfaction est l'opération la plus délicate de la fabrication. C'est elle qui développe l'arôme. Elle doit être menée avec soin. Si elle n'est pas suffisante le cacao est lourd, indigeste; si au contraire elle est poussée trop loin le cacao n'est plus digestif, mais irritant. Aussi a-t-on imaginé un appareil spécial dont on peut surveiller exactement la marche et qui donne les meilleurs résultats. C'est un vaste cylindre à l'intérieur duquel s'enroule deux fois sur lui-même un grand serpentin dans lequel circule un courant de vapeur d'eau à une pression de six atmosphères. On charge ce cylindre avec 1,000 à 1,200 kilogrammes de cacao, puis la vapeur étant mise en pression, on fait tourner le cylindre. Les grains viennent se heurter aux spires du serpentin surchauffé à la vapeur. La torréfaction se produit donc sans qu'il y ait à craindre que les grains ne se brûlent. Au bout de trois heures environ, l'opération est terminée. On sort le cacao et on l'étend sur des claies en bois où il se refroidit.

Vient ensuite le *concassage*. Les grains sont remontés dans une salle supérieure. Ils tombent dans une trémie qui les envoie dans un moulin formé de 2 cônes dentelés s'emboîtant l'un dans l'autre et tournant en sens inverse. Un ventilateur envoie un courant d'air dans le tuyau au sortir du broyeur. On élimine ainsi les coques légères. Un diviseur mécanique sépare ensuite d'une part les matières étrangères (débris de coques qui n'ont pas été enlevés par le ventilateur, germes du fruit, etc.); et d'autre part la bonne partie du grain. De même que les débris du triage, les débris du concassage sont éliminés.

Nous arrivons maintenant à la fabrication proprement dite du chocolat, c'est-à-dire au mélange du cacao et du sucre. Il va falloir faire passer ce mélange dans une série d'appareils (malaxeurs, broyeurs, réchauffeurs) pour le rendre bien intime et bien malléable. Les cacaos mélangés dans les proportions voulues pour obtenir un bon arôme sont placés sur une table tournante, chauffée doucement à la vapeur. Deux meules de granit roulent sur la table. Le cacao sous leur influence et sous celle de la chaleur est écrasé et liquifié, au bout d'une demi-heure on a obtenu une masse pâteuse à laquelle on ajoute le sucre.

C'est du *sucre de canne* ou du *sucre raffiné*. La table tournante prend à ce moment sa belle couleur foncée. Au bout de deux à cinq jours, suivant le temps, la température, on arrête le ressuage et on fait définitivement sécher les graines. A ce moment le cacao est prêt. C'est une graine à coque légère renfermant une amande de couleur brune foncée. Cette amande est formée de deux parties entre lesquelles se trouve le germe. L'arôme s'est développé pendant la préparation et la saveur du cacao est agréable et, en quelque sorte, onctueuse.

Les sortes de cacao sont très nombreuses. Dans le Brésil, la province de Para fournit le *maragnan*; la province de Balna fournit aussi de bons cacaos. Le Pérou, le Chili, la Nouvelle-Grenade en produisent. L'Equateur fournit les sortes nommées *Guayaquil*, qui sont très estimées. Si on remonte plus au nord, on trouve le Mexique qui est toujours un des centres les plus importants. Puis les Antilles, Cuba, Porto-Rico, Haïti, la Martinique, la Trinité (cacao *trinitad*), enfin Java, Manille, les Philippines importent aussi du cacao.

Ce sont ces diverses sortes de cacao que nous allons mettre en œuvre pour la fabrication du chocolat. Le talent du fabricant sera de mélanger les espèces, de manière à obtenir le parfum le plus agréable.

C'est un produit nouveau de la maison Félix Potin que nous présentons aujourd'hui à nos lecteurs. Quelques-uns d'entre eux ont déjà pu en apprécier les qualités et les avantages, car nous l'avons mis en vente depuis quelque temps dans nos magasins; mais, la plupart des personnes ne connaissent encore que les produits anglais et américains autour desquels a été fait une grande réclame.

Qu'est-ce que le cacao soluble, et quel avantage y a-t-il à le préparer et à l'employer?

Rappelons d'abord en quelques mots ce que nous avons dit du cacao quand nous avons parlé de cette graine à propos de la fabrication du chocolat.

Cacao. — Le cacao est la graine du réotroma cacao. Nous avons dit où et comment l'on faisait la récolte du cacao.

La graine torréfiée et préparée renferme finalement :

Des matières amylacées,
— azotées,
— grasses.

Ces dernières constituent ce que l'on nomme le beurre de cacao.

Et enfin :

Un alcaloïde spécial nommé *théobromine* et auquel le cacao doit ses propriétés spéciales.

Or, toutes ces matières ne sont solubles que dans l'eau. Donc on ne peut se servir que de poudre de cacao telle qu'elle simplement mélangée à de l'eau chaude pour faire un aliment. Il y avait donc grand intérêt à faire subir à ce cacao une préparation permettant d'obtenir une poudre *entièrement soluble dans l'eau*.

Les Américains et les Anglais étaient arrivés à ce résultat et depuis un certain temps ils fabriquaient des poudres, vendues sous le nom de cacao, se dissolvant bien dans l'eau et servant à préparer rapidement des déjeûners sains et nutritifs.

Les produits anglais et américains s'étaient répandus en France sans qu'un fabricant français pût ou songeât à les imiter. La première fabrication française est de la maison F. Potin ; c'est peut-être un faible titre de gloire, mais elle peut néanmoins justement le revendiquer.

Préparation du cacao. — Avant de préparer le cacao soluble ou simplement cacao, on commence par dégraisser partiellement le cacao. Pour cela on expose à une douce chaleur la poudre de cacao brut. Celle-ci se ramollit, le beurre entrant en fusion. La masse pâteuse est mise sous une presse hydraulique et sous l'influence d'une certaine pression, on fait partir du beurre de cacao. La masse extraite de la presse est refroidie, puis de nouveau pulvérisée. On lui fait alors subir le traitement qui doit la rendre soluble.

Ce résultat s'obtient en Angleterre et en Amérique par l'emploi d'une substance chimique qui agit sur les éléments du cacao, tandis que dans la maison F. Potin, c'est simplement à un procédé mécanique que l'on doit d'obtenir ce résultat. Nous tenons à insister sur ce point qu'il n'entre dans notre cacao aucune substance chimique pouvant avoir une action quelconque sur l'organisme. C'est là d'ailleurs, d'une façon générale, le but des efforts constants de la maison F. Potin ; ne vendre que des produits absolument naturels.

Propriétés physiologiques du cacao soluble. — Le cacao soluble F. Potin possède, entre autres propriétés, trois qualités fort importantes :

Il est très nutritif ; il se digère facilement ; et enfin c'est un aliment très léger.

En premier lieu, nous n'aurons pas de peine à démontrer qu'il est *très nutritif*, puisque le cacao lui-même renferme une grande proportion de substances azotées. Or le cacao soluble en renferme plus encore puisqu'il a perdu une proportion sensible de matières grasses en conservant toutes ses substances azotées.

Il est de *digestion facile*, et par suite d'une grande légèreté, puisque, tous les éléments étant solubles, l'estomac se les assimile facilement et sans difficulté.

On peut donc dire qu'il convient par excellence aux estomacs délicats, dont il *reconstitue les fonctions sans les fatiguer*.

Usages et préparation. — Le cacao est un aliment tout indiqué pour la préparation d'une foule de petits repas journaliers, tels que :

Le premier déjeuner,
Le lunch,
Le goûter,
Les collations de soirées.

Il serait heureux de le voir se répandre dans ces dernières et de l'y voir employer de préférence à des breuvages lourds ou irritants qui affaiblissent l'organisme au lieu de le réconforter. Ajoutons que son goût délicieux serait une bonne raison de plus pour voir son emploi se répandre.

La préparation du cacao est rapide et simple.

LE CAFÉ

Ses propriétés et son action sur l'organisme.

Il existe un certain nombre de produits végétaux qui, préparés d'une façon spéciale exercent une action remarquable sur notre organisme. Nous voulons parler du *café* et du *thé*, et de certains succédanés de ceux-ci tels que le *maté* et le *guarana*. Ces substances agissent principalement sur le système nerveux et l'excitent. Leur action s'étend aussi à d'autres fonctions dont quelques-unes sont activées et d'autres, au contraire, affaiblies. C'est cet ensemble d'actions dont nous allons chercher à donner une idée à nos lecteurs. Les avantages et les inconvénients du café en seront une déduction naturelle.

Action physiologique du café. — Le café, lorsqu'il est pris à dose raisonnable, active légèrement la circulation, surtout lorsqu'il est pris immédiatement après le repas, ce qui est la règle ordinaire. Il modère la digestion : la ralentit un peu, et la *régularise*. Il possède cette curieuse propriété de diminuer la sensation de la faim. C'est ce que l'on appelle un *conservateur de l'énergie*. On peut se priver de nourriture pendant quelque temps lorsqu'on prend du café ; on use moins et on profite mieux. Le docteur Jourand a fait il y a plusieurs années des expériences sur ce sujet. Il a pu supporter un jeûne absolu d'une semaine entière sans rien changer de ses habitudes ni de ses occupations en prenant 120 grammes de café en poudre et 3 litres d'infusion faite avec 200 grammes de café. Il n'a eu qu'un peu de fatigue et d'amaigrissement.

Mais c'est surtout l'action du café sur le système nerveux qui est la plus intéressante. Chacun sait que le café permet de veiller et que, fait précieux, l'insomnie qu'il détermine est agréable et ne laisse pas de fatigue. On a souvent appelé le café un *aliment de l'intelligence*, et, rien n'est plus vrai que cette dénomination. Un philosophe et médecin de la fin du siècle dernier, Cabanis, écrivait dans son ouvrage « *Sur les rapports du physique et du moral* » :

« Parmi les productions exotiques, celle contre laquelle une médecine minutieuse, ignorante ou prévenue, s'est élevée avec le plus de fureur et avec le moins de fondement, c'est le café. Puisqu'il est capable de produire des effets marqués et constants, le café peut être habituellement nuisible à quelques personnes, ou le devenir dans quelques états de maladie ; mais il est notoire qu'on brave chaque jour plus impunément les arrêts doctoraux lancés contre lui. Chacun peut reconnaître sur lui-même que le plaisir de prendre du café n'est rien en comparaison du bien-être que l'on ressent après l'avoir pris. Les gens de lettres, les savants, les artistes, en un mot toutes les personnes dont les travaux exigent une activité particulière de l'organe pensant, font usage de café, et ce n'est pas sans raison que quelques écrivains ont appelé le café *boisson intellectuelle.* »

Suivant Bouchardat dont l'autorité en matière d'hygiène est indiscutable, le café dispose à la bienveillance tandis que les alcooliques rendent quelquefois les hommes querelleurs. Il ajoute : « Le café a dû et devra encore contribuer au bonheur de l'humanité, en facilitant l'invention, en animant le travail intellectuel, et en élargissant ainsi le cadre de la vie cérébrale. » On pourrait citer à l'infini les appréciations d'hommes illustres qui aimaient le café, et parlent en maints endroits dans leurs ouvrages, des services qu'il leur a rendus. Voltaire, Delille, J.-J. Rousseau, toute la pléïade de l'Encyclopédie prenaient du café. Mirabeau en faisait usage chaque fois qu'il devait monter à la tribune. Fontenelle, qui devint centenaire en prenait aussi beaucoup. Ce dernier exemple prouve bien que le café n'a pas sur nous une action malfaisante et qu'il n'abrège pas la durée de la vie.

Certains médecins disent que le café est un poison lent. Fontenelle répliquait à l'un d'eux : « Il faut avouer que c'est un poison bien lent, car j'en bois plusieurs tasses par jour depuis quatre-vingts ans, et ma santé n'en est pas altérée. »

Propriétés du café. — Le café n'est pas un aliment proprement dit. Il ne nourrit que fort peu ; mais, comme nous l'avons fait observer, il empêche de se dénourrir. Au moyen du café, on peut, avec une alimentation très faible, suffire à des fatigues très grandes. A ce point de vue spécial le café est d'une grande utilité dans les pays chauds et dans certaines industries, telles que les mines. Le café agit sur le système nerveux et augmente les forces. Il est supérieur, comme excitant à l'alcool et peut être utilement employé pour combattre les effets de l'ivresse. Chacun a pu observer qu'à la suite d'un repas copieux où l'on a bu plus que de coutume, le cerveau est congestionné ; c'est le commencement de l'ivresse. Une tasse de bon café prise à la fin de ce repas dissipe ce trouble et donne une sensation de bien-être délicieuse.

Disons quelques mots sur l'usage du café aux différents âges. D'une façon générale on ne doit pas faire prendre de café aux enfants. Cependant on a pu obtenir d'excellents résultats dans l'éducation de certains jeunes enfants dont l'intelligence était rebelle, en les mettant à un régime dans lequel entrait le café. On peut donc en faire prendre avec mesure aux enfants dont l'esprit est endormi.

Les médecins défendent le café aux femmes comme aux enfants ; et cependant cette recommandation est souvent bien peu suivie. Il est certain que les femmes nerveuses doivent autant que possible s'en abstenir. Mais bien des femmes peuvent en prendre et en premier lieu celles qui se livrent à des travaux de l'esprit.

Quant à l'homme adulte, tel que l'a fait et que l'exige notre société, nous ne dirons pas il est bon qu'il prenne du café, nous dirons il faut qu'il en prenne. Il donne une énergie nouvelle à l'ouvrier qui reprend son labeur, il anime la vie cérébrale de ceux qui vivent de leur travail intellectuel, et à ces derniers il est aussi nécessaire que le pain et la viande. Les vieillards retrouvent avec le café leurs forces qui s'en vont et prolongent avec son usage leur vie intellectuelle.

Voilà, n'est-il pas vrai, un bel ensemble de qualités et le café est vraiment un produit merveilleux ! Mais n'y a-t-il pas le revers de la médaille ? Si, mais seulement lorsqu'on abuse, on pousse alors à l'excès les qualités du café, et elles deviennent des défauts : maux d'estomacs, irritabilité nerveuse. Mais pour cela il faut abuser beaucoup, et nous sommes persuadés que nos lecteurs sont assez raisonnables pour rester dans le juste milieu.

Ajoutons un dernier mot à propos de l'usage hygiénique du café. L'addition d'un peu de café à l'eau la purifie et il est bon d'ajouter à l'eau qu'on boit en été une petite quantité de café. Cette pratique est presque indispensable dans les pays marécageux ou sujets à des fièvres.

L'usage du café dans les contrées paludéennes fortifie et permet de lutter contre le mal. Les services qu'a rendus le café en Algérie sont immenses.

LES CONSERVES ALIMENTAIRES

L'art de conserver les aliments a été un des plus grands progrès que la science ait fait faire aux industries alimentaires. Autrefois l'on ne pouvait manger de légumes frais que pendant les saisons chaudes et l'on n'avait à sa disposition comme viande que celle qui pouvait se trouver à proximité. Grâce aux procédés actuels de conservation nous pouvons voir figurer en toute époque sur nos tables des légumes, des fruits, presque aussi bons que ceux qui viennent d'être cueillis dans les champs. Grâce aussi à ces procédés nous pouvons nous alimenter non seulement avec les viandes fraîches des animaux qui vivent dans notre pays, mais aussi avec les viandes des animaux de pays éloignés.

C'est ainsi que, grâce à cette merveilleuse ressource, l'Amérique, l'Australie, riches en bétail, que l'on pourrait être sans cela embarrassé d'utiliser, nous envoient des quantités considérables de viandes fraîches.

Altération des aliments.

Pour nous rendre compte des méthodes qui permettent de conserver les aliments, nous allons d'abord étudier les causes d'altération qu'ils ont à subir.

Les aliments frais, abandonnés à eux-mêmes s'altèrent au bout d'un certain temps variable suivant leur nature et une foule de causes. Ces aliments se putrifient. Les décompositions qu'ils subissent sont dues à des phénomènes spéciaux nommés *fermentations*.

Les fermentations que l'on commence aujourd'hui à bien connaître à la suite des magnifiques travaux de M. Pasteur, sont dues à l'action de petits animaux ou végétaux microscopiques, qui se développent et changent la nature des substances aux dépens desquelles elles vivent.

Ces petits animaux ou végétaux se nomment *ferments*. Ils sont répandus en grande quantité et flottent dans l'atmosphère parmi les poussières qui nous entourent.

Pour qu'une fermentation puisse avoir lieu, il faut, d'une façon générale, que le ferment trouve pour vivre trois choses indispensables :

1° De la chaleur ;
2° De l'air ;
3° De l'humidité.

Ce sont là, comme on le voit, les trois conditions de vie. Les animaux et les plantes ont besoin de chaleur, d'air et d'eau.

Conservation des aliments.

Pour conserver les aliments, il faut empêcher les ferments de se développer, et il faut pour cela leur enlever les éléments de vie. On peut le faire de trois manières :

1° En privant les aliments de chaleur ;
2° — — d'air ;
3° — — d'eau.

D'où les procédés de conservation :

Par le froid ;
Par les éliminations d'air ;
Par dessiccation et concentration.

Par ces trois procédés on empêche la vie des ferments ; mais il existe aussi une quatrième classe de procédés, bien plus radicale, qui, pour empêcher la fermentation, tuent le ferment. Ces procédés consistent dans l'emploi de substances dites *antiseptiques* ou *antiputrides*.

Nous aurons à examiner ces divers procédés et à voir les avantages et les inconvénients qu'ils présentent.

Procédés de conservation employés.

1° **Procédés par le froid.** — On emploie surtout les procédés par réfrigération pour conserver les viandes et les poissons, qui sont expédiés de loin. — Le froid empêche bien la putréfaction : à la température de 0° les ferments ne meurent point, mais ils ne peuvent pas se développer. Dans certains pays froids on a coutume d'enfouir sous la neige ou la glace les viandes qui ne peuvent être immédiatement consommées. Pour expédier le poisson frais des ports de mer à Paris, on emploie le froid.

Mais c'est surtout pour le transport des viandes que ce moyen a rendu les plus grands services. On se souvient du bateau le *Frigorifique*, qui avait été construit spécialement pour transporter les viandes d'Amérique en Europe. Les chambres dans lesquelles étaient placées la viande fraîche étaient maintenues à une température très basse au moyen d'appareils frigorifiques.

Depuis cet essai on en a fait un grand nombre d'autres et plusieurs navires ont amené en Europe des viandes américaines. Dans tous les cas on a constaté que ces viandes n'étaient point corrompues, et, malgré leur longue traversée, arrivaient en bon état.

Les procédés par le froid ont le grand avantage de changer le moins possible l'état de l'aliment. On n'y touche en aucune façon; on se contente de le refroidir. Mais ce procédé a aussi des inconvénients; il est d'abord coûteux. Et il ne faut pas oublier que les viandes ou les poissons conservés par le froid se corrompent facilement et rapidement quand ils ne sont plus soumis à son influence. Les viandes provenant d'Amérique étaient bonnes, mais il fallait se hâter de les manger.

Dans les ménages on se sert souvent du froid pour conserver des aliments. Le garde-manger est toujours placé dans un endroit frais.

2° **Procédés par élimination d'air.** — Ces procédés présentent la plus grande importance. C'est en effet dans cette classe qu'il faut ranger les procédés genre Appert, qui servent aujourd'hui à conserver presque tous les légumes, des fruits, des viandes, etc.

Il y a deux manières d'empêcher l'air d'être en contact avec les aliments : 1° on peut *enrober* les aliments dans une substance qui les isole du contact de l'air; 2° on peut enfermer les aliments dans des boîtes, puis expulser l'air par un moyen quelconque et fermer ensuite la boîte.

Enrobages.

Ces procédés sont souvent employés dans les ménages. Ainsi on entoure souvent les volailles, gibier, de graisse, qui les conserve fort longtemps.

Parmi les produits qui ont été et sont encore conservés industriellement par ces procédés, nous citerons les œufs. — Voici les procédés que l'on a préconisés pour la conservation de ceux-ci.

Cadet de Vaux a indiqué de plonger les œufs dans l'eau bouillante pendant quelques secondes de façon à coaguler une petite pellicule d'albumine à l'intérieur de l'œuf, puis de laisser sécher à l'air et enfin d'enterrer sous la cendre.

En 1814, Appert place les œufs dans des bocaux avec de la chapelure, met au bain-marie pendant quelque temps, puis ferme hermétiquement.

Un autre procédé consiste à tremper les œufs dans de l'eau salée à 8 à 10 pour 100, puis à sécher.

On peut ainsi enduire les fruits d'une petite quantité de vernis à la gomme, ou à la colle de poisson, à la cire, à l'albumine, ou au moyen d'un vernis spécial (vernis Cormier).

Le plâtre peut servir aussi de bon moyen d'enrobage.

Enfin les matières grasses sont également employées. Citons notamment les procédés Réaumur, Noblet et Muschenbroek.

Conservation des aliments par expulsion d'air.

Nous allons maintenant aborder l'étude des procédés qui ont été proposés pour conserver les aliments par l'*expulsion de l'air* et les *fermetures hermétiques*.

Procédés genre Appert.

Voici le principe du procédé Appert. Les substances alimentaires à conserver sont enfermées dans des bocaux, des boîtes ou des vases dont on chasse complètement l'air et que l'on ferme ensuite hermétiquement. Ce mode de conservation est fort ancien, et il était employé dans les ménages : mais c'est seulement au commencement de ce siècle (1809) qu'Appert eut l'idée de l'employer industriellement. Voici les diverses phases de l'opération :

1° On fait cuire à moitié les substances à conserver : ou bien on les faire cuire complètement, on les apprête et on les assaisonne ; ou bien enfin on les laisse à l'état cru ;

2° On les enferme dans des bouteilles (tomates) ou des boîtes de fer blanc (légumes, haricots, pois, etc.). Ces boîtes sont fermées et on y ménage simplement un petit orifice qui permettra à la vapeur de s'échapper en entraînant tout l'air contenu dans le vase. On ménage de même un petit orifice dans le bouchon ;

3° On place les boîtes ou les bocaux remplis des substances alimentaires au bain-marie. On les soumet plus ou moins longtemps à l'action de l'eau bouillante ;

4° Quand on juge que tout l'air a été expulsé, et qu'il ne reste dans le flacon ou la boîte que de la vapeur d'eau, on bouche complètement au moyen d'un appareil spécial pour les bouteilles et en appliquant un grain de soudure sur le petit orifice ménagé dans le couvercle des boîtes.

Caractère des Conserves bien préparées.

Lorsque l'opération est réussie, le couvercle des boîtes de conserves est bombé quand on le retire du bain-marie, parce que la vapeur qui y est renfermée fait une certaine pression ; ce couvercle devient au contraire concave quand le refroidissement s'est opéré, car la vapeur s'est alors condensée et il existe dans la boîte un vide relatif.

Pour qu'une conserve soit bonne, il faut que le couvercle en soit légèrement concave. S'il était convexe, cela indiquerait que la substance enfermée dans la boîte s'est altérée et que, par conséquent, la conserve est mauvaise.

On a trouvé par expérience que les conserves Appert pouvaient se garder pendant plus de vingt ans, même à bord des navires, sans subir la moindre altération.

Perfectionnements apportés au procédé Appert.

Appert a fait subir de nombreuses modifications à son procédé relatives à la forme, à la nature des vases, et surtout à leurs modes de fermeture.

En 1839, Fastier a imaginé de fermer la boîte avec son couvercle et de n'y laisser que la petite ouverture dont nous avons parlé, qui permet à l'air de sortir, entraîné par la vapeur d'eau. On bouche cet orifice avec un grain de soudure. Un second perfectionnement apporté par cet inventeur consiste à alimenter le bain-marie à l'eau salée, ce qui permet de chauffer la conserve à 110° au lieu de 100°.

En 1854, Martin de Lignac a imaginé d'employer une fermeture autoclave, qui permet de cuire à plus haute température et plus rapidement.

Conserves de Légumes.

Les légumes frais forment une partie importante de l'alimentation. Bien qu'ils ne soient pas nutritifs, ils sont indispensables pour atténuer l'action échauffante de notre alimentation très chargée en viandes. Si nous n'avions pas ce moyen d'équilibrer notre alimentation nous serions très sujet au scorbut. C'est aux modes de conservation actuels et surtout aux procédés genre Appert que nous devons de manger en toutes saisons des légumes frais. Quelle ressource admirable en hiver, pour les navires devant faire un long séjour en mer, etc.

Conserves de Petits Pois, Haricots verts, Haricots.

Ces divers légumes sont conservés par le procédé Appert sur lequel nous ne revenons pas. Nous devons surtout à propos de ces légumes signaler une pratique condamnable qu'on leur fait subir. C'est le

Reverdissage des Conserves.

Quand on fait cuire les légumes pour les conserver par le procédé Appert, ils perdent la belle couleur verte qu'ils ont à l'état frais. C'est certes là un inconvénient ; mais il n'est pas bien grave. Des commerçants désireux de rendre au légume la belle couleur ont imaginé de faire cuire les légumes dans de l'eau additionnée d'un peu de sulfate de cuivre. Le cuivre se fixe sur le végétal et lui communique une belle couleur verte. C'est cette pratique qu'on nomme le *reverdissage*.

Elle a deux graves inconvénients :

1° Elle introduit dans le produit une substance dangereuse, le cuivre ;

2° Elle durcit le légume et le rend moins facilement assimilable.

Le reverdissage des conserves est défendu par les ordonnances de police du 1er février 1861 et du 18 juillet 1862 que nous avons précédemment citée.

Dans les usines F. Potin, on a complètement écarté cette pratique du reverdissage. Nous conseillons vivement à nos lecteurs de savoir sacrifier un peu de la beauté du produit pour demander surtout à celui-ci d'être bon et sain. Rejetez toutes les conserves qui ont une magnifique apparence et une belle couleur verte. Les bonnes conserves sont un peu pâles, mais elles sont tendres et bonnes et il n'y entre rien de nuisible.

Conserves de Tomates.

Les tomates sont cuites, on enlève la pulpe et on les conserve dans des fioles bien bouchées.

Les conserves de tomates ont été soumises à un grand nombre de fraudes. Ces fraudes sont de deux natures :

1° Substitution à la tomate d'un autre fruit;

2° Coloration artificielle de la conserve.

On a employé surtout la carotte et la citrouille pour falsifier les tomates. Quant à la coloration artificielle elle a souvent été obtenue à l'aide de l'*eosine*, belle matière colorante dérivée de la houille.

Conserves de Cèpes, de Fonds d'Artichauts, d'Asperges, etc.

Ces diverses conserves sont excellentes et, en raison même de leur nature, ne sont pas beaucoup sujettes aux falsifications.

Boîtes de Conserves.

Lorsqu'on peut employer des vases de verre pour conserver les aliments, il n'y a pas à craindre que ceux-ci soient altérés par suite de leur contact avec le vase. Mais les fioles, bocaux de verre, ont l'inconvénient d'être fragiles, ce qui est à considérer, les conserves étant destinées à être gardées et à voyager. C'est pour cela que l'on a adopté d'une façon générale les boîtes en fer blanc pour enfermer les conserves alimentaires. Il est de la plus grande importance que l'*étamage* soit fait *à l'étain fin*, c'est-à-dire exempt de plomb. Ce dernier métal est, en effet, attaqué facilement par les aliments, fait très grave, car les sels de plomb sont fortement toxiques et le plomb ne s'éliminant pas, s'accumule continuellement dans l'économie. Des ordonnances de police dont nous avons précédemment donné le texte, interdisent l'emploi pour la fabrication des boîtes de conserve du fer blanc non étamé à l'étain fin. Comme il est difficile de souder à l'étain fin, la boîte doit être fabriquée de telle sorte que la soudure soit complètement extérieure. Les matières conservées ne peuvent donc pas être en contact avec elle.

Avant l'application de ces mesures on avait constaté des empoisonnements saturnins par l'emploi des conserves.

Conseil sur l'emploi des Conserves.

La conservation des aliments par le procédé Appert est absolument assurée tant que la boîte est intacte ; mais il est bon de consommer les aliments quand on a ouvert celle-ci. Cette recommandation s'applique surtout aux conserves de viandes, homard, poissons, etc., dont nous nous occuperons dans un prochain numéro.

Réponse.

Un de nos lecteurs nous adresse la question suivante :

« On remarque toujours en hiver que l'huile d'olive se congèle. Est-ce là une preuve de sa pureté ou cela doit-il faire supposer, au contraire, qu'elle a été falsifiée. »

Notre lecteur ne s'étant point nommé, et la question pouvant intéresser d'autres personnes, nous lui donnons aujourd'hui sa réponse.

L'huile d'olives est celle des huiles comestibles les plus répandues qui se congèle à la température la plus élevée.

Voici, en effet, quels sont les points de congélation des principales huiles :

Huile d'olive	2°
— de sésame	5°
— de navette	4°
— d'arachide	7°
— d'amandes	10°
— de faine	17°
— d'œillette	18°

Le fait de la congélation facile de l'huile d'olives en hiver est donc plutôt un indice de sa pureté que de sa falsification.

Conservation de la viande par les procédés domestiques.

L'expérience ayant montré ces faits a appris, en même temps, à leur apporter des remèdes pratiques. Chacun a certains procédés ; la cuisson partielle de la viande, l'emploi du garde-manger grillage, dans lequel la viande est placée à l'abri du soleil et de la chaleur et où elle est hors d'atteinte des mouches qui ne peuvent y aller déposer leurs larves.

Pour l'oiseau, la volaille, on les passe au beurre bouillant, puis on les enferme sous une couche d'huile, de saindoux ou de beurre fondu.

Mais tous ces moyens ne font que retarder pour peu de jours la putréfaction de la viande. Ils ont leur valeur, et surtout à la campagne, il ne faut point la dédaigner. Mais la question des conserves de viandes pouvant se transporter, pouvant se garder longtemps n'en a pas moins toute son importance. Nous allons passer en revue les principales conserves qui rentrent dans cette catégorie et nous les classerons de la façon suivante :

1° conserves de gibiers
2° — poissons.
3° — viandes.
4° bouillons et conserves de bouillons.

Conserves de gibier.

On est parfois bien aise, lorsque la chasse est fermée, et que l'on ne pourrait avoir de gibier frais, de recourir à ces conserves qui ont gardé ce qu'il y a de plus précieux, c'est-à-dire tout l'*arôme* qui le fait rechercher.

Les conserves de gibier ne sont pas toutes fabriquées par le procédé Appert, comme cela a lieu pour les légumes. Quelques-unes (les pâtés et les terrines) sont faites par enrobage dans des matières grasses. D'autres (telles que les civets, etc.) sont enfermées dans des boîtes qu'on chauffe, puis que l'on clôt, comme dans le procédé Appert.

Pâtés.

On peut faire des pâtés avec un grand nombre d'espèces de gibier. La plupart du temps, on pourrait même dire toujours, on y associe des truffes, dont le parfum se marie parfaitement avec celui du gibier. Les produits que nous vendons sont de la marque Diane. Elle a reçu l'approbation d'un grand nombre d'amateurs et de gourmets.

Les principaux gibiers dont on fait usage pour la confection des pâtés sont les *alouettes*, les *bécasses*, les *perdreaux*, les *lièvres* et les *chevreuils*.

Pour le pâté de lièvre et tous les autres pâtés conservés en boîte, nous recommandons de les manger bien froids, et pour cela de les faire tremper pendant une heure dans l'eau froide avant de les ouvrir.

Pâtés de Foies gras.

Les pâtés de foies gras sont fort estimés. On les prépare principalement dans l'Est (Strasbourg) et dans le Midi de la France (Périgueux). On emploie pour cette préparation le foie de l'oie et quelquefois le foie de canard. Ces animaux sont soumis à un régime spécial qui a pour but d'amener la dégénérescence graisseuse du foie.

Galantines.

Les galantines sont préparées de la manière suivante : On retourne la peau du gibier, puis l'on désosse bien celui-ci, on le hache bien et on le mélange avec un peu de chair à saucisses. Le mélange est bien truffé ; puis introduit de nouveau dans la peau de l'animal. On fait cuire ensuite.

Ce sont surtout les galantines de perdreau et les galantines de faisan qui se consomment le plus. On mange toujours ces préparations *froides*. Elles sont conservées dans des boîtes, et, pour s'en servir il suffit de tremper un petit instant la boîte dans de l'eau tiède, puis l'ouvrir et en renverser le contenu dans une assiette, on débarrasse la galantine de la graisse qui l'entoure, et pour la servir on l'entoure d'un peu de gelée et de persil. Il n'est pas facile de donner une classification bien exacte des conserves de gibier. Cependant on peut distinguer le gibier proprement dit et le pâté de gibier.

Dans les conserves de gibier proprement dites le gibier est entier : il est rôti, farci, truffé et ensuite émoté dans de la graisse ou un hâchis.

Dans le pâté, le gibier fait, au contraire, partie du hâchis et on ne le retrouve que par fragments.

Les conserves de gibier se mettent simplement en terrines pendant l'hiver. Mais pendant l'été leur conservation ne serait pas suffisamment assurée et on les enferme dans des boîtes.

Celles-ci sont chauffées dans un bain-marie, puis hermétiquement closes. Elles sont donc en quelque sorte faites par le procédé Appert.

On peut ainsi à la campagne improviser en un instant un plat de résistance qui y fait aussi bonne figure que les plats qui viennent d'être soigneusement élaborés dans la cuisine et que l'on sert sur nos tables. N'est-ce pas là joindre l'utile à l'agréable et les agréments de la campagne au confortable de la ville.

Gibier proprement dit.

Les conserves de gibier proprement dit, c'est-à-dire de gibiers entiers, rôtis et enfermés dans des terrines ou dans des boites, sont fabriquées par la maison F. Potin.

Les conserves d'oiseaux (**bécasses, perdreaux, faisans**) sont enfermées dans des boîtes de métal et on peut les manger froides ou chaudes. Pour les servir froides, on met la boîte pendant 5 minutes dans le bain-marie ; on enlève la graisse qui entoure le gibier et on refroidit ensuite dans de l'eau. On peut aussi le frapper à la glace.

Pour les servir chaudes, on met au bain-marie pendant 1/4 d'heure, et on a soin de relever avec du jus de citron.

Conserves de Chevreuil.

Côtelettes de chevreuil piquées. — Cette conserve se mange chaude. On met la boîte pendant 1/4 d'heure dans l'eau bouillante avant de l'ouvrir.

Les côtelettes sont plongées dans une sauce poivrade qu'on passe à travers une passoire et que l'on verse sur les côtelettes.

Noix de Chevreuil piquée.

Se prépare absolument comme la conserve précédente. On la fait d'abord chauffer au bain-marie, puis on passe la sauce poivrade.

Ces deux conserves sont très recommandables: la composition d'un déjeuner à la campagne.

Conserves de Poissons.

Un certain nombre de poissons, tels que les *anchois*, les *sardines* et les *morues*, que l'on pêche et que l'on expédie en quantités énormes, se conservent simplement par macération dans de l'eau saturée de sel marin. Cette eau porte le nom de *saumure*.

En dehors de ces modes de conservation, on pratique la fabrication des conserves en bocaux ou en boîtes de fer blanc.

Sardines.

Les sardines conservées en boites pleines d'huile constituent une des parties indispensables des *hors-d'œuvre*. Elles sont préparées dans de l'huile d'olive pure de première qualité. Cette huile acquiert, paraît-il, des propriétés spéciales, au contact des sardines. Elle devient jusqu'à un certain point une succédanée de l'huile de foie de morue.

Anchois.

Les anchois constituent un autre hors-d'œuvre. Les conserves sont de deux sortes : En premier lieu, les *anchois à l'huile*, conservés dans de l'huile d'olive ; en deuxième lieu, les *anchois au sel*, conservés simplement dans une saumure très salée.

Nous conseillons vivement aux personnes, qui ne le connaîtraient point, de confectionner avec des anchois le hors-d'œuvre méridional.

On sert, sur un ravier ou un plat spécial, les anchois, des œufs durs coupés menu, du persil haché et des oignons. Chaque personne prend dans son assiette un peu de chaque partie du mets, et y ajoute un peu d'huile et de vinaigre.

Harengs.

Les *harengs marinés au vin blanc et aux aromates surfins* forment, à eux seuls, un autre hors-d'œuvre fort apprécié. On les mange seuls ou avec un peu de beurre.

Thon.

Les conserves de thon se font dans l'huile et sont enfermées dans des boîtes de fer blanc. On les sert froides et on y ajoute généralement un petit filet de vinaigre, qui relève le goût un peu fade du thon. On peut aussi servir cette conserve en salade, avec des pommes de terre froides coupées en tranches.

Saumon.

Le saumon est conservé sans huile, ni sel, dans des boites de fer blanc hermétiquement closes. Après avoir ouvert la boite, on en vide le contenu dans une passoire et on lave avec de l'eau.

On le consomme froid, soit à la vinaigrette ou avec une sauce mayonnaise. On peut ainsi le faire réchauffer au four et le servir avec une sauce.

Homard.

Le homard est conservé, comme le saumon, en boites closes et sans huile, ni sel. On le fait égoutter et on le lave un peu, puis on en fait une salade avec des œufs durs, des olives, des filets d'anchois. Les *salades russes*, qui figurent dans presque tous les soupers, se préparent fort bien avec ce homard et les conserves de légumes verts.

Recette de la Sauce Mayonnaise.

Cette sauce, qui forme un accompagnement naturel et parfait du thon, du homard et des viandes froides en général, se prépare de la manière suivante :

Prenez un bol ; mettez-y un jaune d'œuf très frais, avec sel, poivre et une cuillerée à café de vinaigre, ou encore mieux de citron.

Prenez ensuite une fourchette d'argent et tournez l'œuf doucement, pour que l'assaisonnement s'y trouve bien mêlé ; puis, ajoutez-y *goutte à goutte, et toujours en tournant, de la très bonne huile d'olive*. Quand la sauce est prise, ajoutez du cerfeuil et de la civette hachés.

Il est absolument indispensable que l'huile d'olive soit de première qualité. Les insuccès tiennent à deux causes : la première, et la plus fréquente, est l'emploi d'huile insuffisamment bonne ; la deuxième est l'agitation trop rapide de la sauce.

Conserves de Viandes.

Parmi les conserves de viandes, nous ne citerons que celles qui peuvent être d'un usage important en été.

Pendant cette saison, ces conserves sont enfermées dans des boîtes bien closes. Ce sont principalement les

Galantine de Volaille;
Galantines de Jambon;
— de Bœuf;
Langues de Porc;
— de Bœuf.

Toutes ces conserves se mangent froides et de préférence au déjeuner. On met les boîtes dans l'eau fraîche avant de les ouvrir. La langue de bœuf peut aussi se manger chaude.

Tripes à la mode de Caen.

Cette conserve est enfermée dans des boîtes de fer-blanc bien closes. On fait réchauffer au bain les tripes dans une casserole ou un plat. C'est un bon aliment pour le déjeuner. Il est nécessaire qu'il soit mangé bien chaud.

Bouillons.

Pour terminer la question des conserves de viandes, il nous resterait à parler des bouillons ; mais cette question mérite un examen spécial auquel nous nous proposons de nous livrer ultérieurement.

LES HUILES

Les huiles forment une grande classe de produits naturels et l'homme s'en sert pour satisfaire de nombreux besoins. Les deux seuls usages que nous aurons à examiner ici sont l'alimentation et l'éclairage.

D'une façon générale les huiles ont trois origines différentes : 1° les *huiles d'origine végétale*, les plus nombreuses et les plus importantes. On les extrait en général des graisses par expression ; 2° les *huiles d'origine animale*, dans lesquelles viennent se placer les huiles de poisson, peu employées dans l'alimentation à cause de leur odeur et de leur goût prononcé ; 3° enfin les *huiles minérales*, qui sont les huiles de schiste et de pétrole, si répandues aujourd'hui, et employées à l'éclairage.

La plupart des produits qui nous intéresseront et dont nous nous occuperons appartiennent à la première classe. En effet, parmi les huiles comestibles figurent, en première ligne, l'huile d'olive, puis les huiles de noix, de sésame, d'œillette, etc. ; parmi les huiles à brûler, l'huile de colza.

Huiles comestibles. — L'huile comestible par excellence est l'huile d'olive. C'est la seule dont nous nous occuperons.

Huile d'olive.

L'huile d'olive. — L'olivier ne croît que dans les pays chauds; sur les côtes d'Afrique, en Espagne, en Italie, en Grèce. En France la zone de culture est limitée aux bords de la Méditerranée; et l'huile d'olive que nous produisons est extraite de Corse, de la Provence et du Languedoc.

L'olivier commence à porter des fruits à deux ans; à six, il est en bon rapport. Un arbre peut donner environ 100 kilogrammes d'huile. La qualité de l'huile d'olive dépend du mode d'extraction et de l'état de maturité du fruit au moment où l'on fait la récolte. Si le fruit est à peine mûr, ou insuffisamment mûr, l'huile a une couleur verte et une odeur de fruit prononcée qui loin d'être désagréable est estimée par beaucoup d'amateurs. Si l'olive est bien mûre, l'huile est jaune, son odeur est très faible et sa saveur douce et agréable la place au premier rang pour les usages culinaires.

La Provence fournit d'excellentes huiles, que l'on préfère aux produits venant de Grèce, d'Italie et d'Espagne. Depuis ces dernières années l'Algérie, notre belle colonie africaine, ainsi que la Tunisie, ont donné une grande extension à leur production, qui est devenue fort remarquable.

Pour extraire l'huile des olives, on se borne à presser les fruits, mais les produits obtenus sont de qualités variables. La première *expression à froid* donne l'*huile vierge*. C'est la meilleure.

La pulpe des olives, qui a fourni l'huile vierge, est délayée dans de l'eau bouillante, puis soumise de nouveau à la pression. On extrait une deuxième portion d'huile, d'une belle couleur jaune, et qui constitue l'huile de deuxième qualité. C'est l'*huile ordinaire* pour la table.

Enfin, les pulpes sont broyées pour briser les noyaux, et l'on fait une dernière expression à chaud. On a alors l'*huile lampante*, qui ne sert qu'à fabriquer des savons. Cette huile est épaisse et verdâtre. On l'appelle aussi quelquefois huile d'enfer ou huile de recenses.

En dehors de ces trois sortes d'huiles, on trouve aussi dans le commerce l'huile fermentée ou huile tournante, extraite des olives altérées par la fermentation. Elle a une odeur désagréable et renferme beaucoup de mucilage.

Falsifications. — L'huile d'olive étant d'un prix assez élevé, on conçoit facilement que le négociant ait intérêt de la frauder avec une huile moins chère. Les principales huiles employées pour cette fraude sont l'œillette, la sésame, l'arachide, la noix, le faîne. C'est l'huile d'œillette, extraite du pavot, et récoltée en grande quantité dans les départements du nord de la France qui sert le plus souvent. La falsification avait été poussée si loin que M. le Ministre de l'Agriculture et du Commerce avait demandé à l'Académie des sciences, par une lettre en date du 15 septembre 1879, de rechercher quels pouvaient être les moyens pratiques de reconnaître les fraudes.

Malheureusement ces moyens ne sont pas encore fort avancés et l'analyse chimique a encore ici beaucoup à faire. Le consommateur peut, avec de l'habitude, reconnaître à l'aspect, au goût et à l'odeur la bonne huile d'olive.

Dans ces dernières années, une nouvelle fraude de l'huile *d'olives* est venue s'ajouter aux précédentes, c'est l'addition d'huile de coton, qui, bien purifiée, a un goût à peine sensible.

Nous avons dit comment l'on extrayait l'huile d'olive. Nous avons dit aussi que cette huile étant d'un prix relativement élevé, on la falsifiait souvent.

Les principales huiles employées à cet usage sont l'huile d'œillette, l'huile de sésame, l'huile d'arachide, etc.

L'œillette, à cause de son bon marché relatif et à cause de sa saveur douce et de son odeur peu prononcée, est la plus employée. Voici un moyen empirique qu'indique Baudrimont pour retrouver la falsification par l'œillette.

Il est basé sur la viscosité différente de ces deux huiles. On agite brusquement un flacon contenant de l'huile suspecte et on observe comment se comportent les bulles d'air que l'agitation y a introduit. Si, les bulles ne sont pas persistantes, l'huile est pure. Si au contraire, elles se maintiennent assez longtemps et forment le *chapelet*, l'huile renferme de l'œillette.

Huile blanche.

L'huile blanche est produite par l'œillette ou la semence du *Papaver somniferum*. A cause de cette origine, elle porte *les noms* d'huile d'œillette ; dans le commerce *on* la nomme huile blanche. Elle est très employée dans l'alimentation surtout dans les départements du nord. Dans le Nord, la Somme, on rencontre de vastes champs d'œillette. On les coupe à l'automne et on les laisse sécher. La tête des fruits, qui ressemble à une petite tête de pavot, est brisée. On recueille les petites graines qu'elle renferme et on les exprime. On fait deux expressions et la première donne naturellement les plus beaux produits.

L'huile d'œillette est peu falsifiée. Cependant on lui ajoute quelquefois de l'huile de sésame ou de l'huile de faîne.

Huile à brûler.

Huile de colza.

Les huiles de colza sont les huiles à brûler par excellence. On les extrait des semences du *Brassica campestris*. L'extraction se fait comme toujours par expression. Quant à l'épuration, nécessaire pour obtenir une bonne huile à brûler, on la pratique au moyen de l'acide sulfurique. En ajoutant à l'huile brute une petite quantité d'acide sulfurique et brassant bien le mélange toutes les impuretés et les matières mucilagineuses provenant de la graine sont carbonisées. On fait ensuite plusieurs lavages à l'eau pour enlever l'acide sulfurique.

L'huile de colza se falsifie au moyen de diverses huiles, telles que œillette de deuxième expression, lin, huile de poisson, huile de suif.

LES PRODUITS DE LA CONFISERIE

Confiserie.

La confiserie est une industrie importante, répandue surtout dans les grandes villes. C'est Paris qui en est le centre le plus important. C'est presque le monopole de notre belle capitale que la fabrication de tous les menus objets de fantaisie ; c'est presque elle seule qui fabrique les objets dits « articles de Paris » et la confiserie est en quelque sorte l'article de Paris des produits alimentaires.

Les produits que l'on fabrique en confiserie sont fort nombreux. Il y a d'abord les bonbons divers, dragées, pralines, fondants, les bonbons de chocolat, les pastilles, les fruits confits, les marrons glacés, etc. Ce sont seulement ces divers produits dont nous parlerons aujourd'hui. En dehors de ce premier groupe, il y a aussi comme produits de confiserie, les confitures, les gelées, les pots de fruits, etc. Ces autres objets feront le sujet d'une étude spéciale.

Il y a, en France, d'autres centres que Paris. Citons notamment Marseille, Bordeaux, Lyon, Rouen, Montpellier, etc. Quelques villes ont une réputation pour un article spécial. C'est ainsi que Verdun est renommé pour ses dragées, Bar-le-Duc pour ses confitures de groseilles, Orléans pour sa gelée de coings, Clermont pour ses pâtes d'abricots, Montélimart pour ses nougats.

Dragées.

Les dragées proprement dites sont formées d'un noyau entouré de sucre. Mais il y a plusieurs espèces de dragées, et notamment les **dragées à noyaux** et les **dragées à liqueurs**. Pour fabriquer les dragées à noyaux, on emploie le procédé suivant : On place des noyaux dans des sortes de bassines mobiles autour d'un axe incliné à environ 45°. Les parois de ces bassines sont formées par un tube de cuivre enroulé en spirale, et dans lequel circule de la vapeur. On met en mouvement la bassine ; les noyaux sont constamment remués et roulent l'un sur l'autre. Un tuyau laisse couler lentement du sirop de sucre cuit à un degré convenable. Ce sirop vient se déposer à la surface des noyaux. Une série de tuyaux verticaux, en communication avec un ventilateur, amènent dans chaque bassine un courant d'air chaud ou froid, qui facilite l'évaporation. Le sucre se solidifie et enveloppe les noyaux de couches successives, qui finissent par former autour d'eux l'épaisseur voulue.

Les **dragées à liqueur** nécessitent une fabrication en deux parties : la première partie est la fabrication du noyau. Après avoir tassé de l'amidon en poudre dans un cadre de bois, on applique à la surface de cet amidon une planche en plâtre présentant des aspérités qui ont la forme du noyau. Ces aspérités pénètrent dans l'amidon et y font de petites cavités dans lesquelles on coule un mélange dans la proportion convenable de sirop et de la liqueur qui doit donner le parfum (kirsch, orange, etc.). Lorsque le sucre du sirop est cristallisé, il emprisonne la liqueur, et le noyau est ainsi formé. La deuxième partie de l'opération est la même que pour les dragées à noyaux.

Petites dragées ou perles.

Les perles sont fabriquées par un procédé analogue à celui des dragées. Les petits noyaux sont formés par des fragments d'anis, de vermicelle, etc. Le sirop de sucre, très concentré, coule goutte à goutte. Les gouttelettes emprisonnent les petits noyaux et se solidifient immédiatement en prenant à la surface toutes les petites aspérités qu'on y remarque.

Pralines.

Les pralines sont une variété de dragées, on englobe un noyau dans du sucre, puis on cuit le tout jusqu'à ce que la surface soit légèrement caramélisée.

Fondants.

Les fondants sont des bonbons parfumés, à pâte molle et à base de sucre.

On donne aux fondants des formes très variables et on les colore avec des substances diverses. Des industriels peu scrupuleux ont appliqué à la coloration de ces bonbons des couleurs dangereuses pour la santé. Le fait est d'autant plus blâmable que ce sont surtout les enfants qui sont friands de ces sucreries. Leur estomac étant faible, la matière dangereuse a bien plus de prise sur eux que sur un adulte. C'est surtout ce genre de confiserie qui offre le plus grand intérêt au point de vue de l'hygiène et on a observé un grand nombre de cas d'empoisonnement ou de commencement d'empoisonnement.

Une ordonnance de police du 8 juin 1881, et concernant les liqueurs, sucreries, dragées et pastilles colorées, prohibe l'emploi des couleurs dangereuses dont voici les principales :

Couleur	de Cuivre....	Cendres bleues.
—	Plomb....	Minium.
—	—	Céruse.
—	—	Jaune de chrome.
—	d'Arsenic...	Vert de Scheele.
—	—	Vert de Schweinfurt.
—	de Mercure..	Vermillon.

Parmi les couleurs organiques dont l'usage est défendu par cette ordonnance il faut citer toutes les couleurs de la houille, si riches par leur teinte, mais si peu hygiéniques par leurs propriétés.

Un conseil pour terminer ce sujet :

N'achetez jamais de bonbons et surtout de fondants de basse qualité tels que ceux qui se débitent quelquefois sur la voie publique et donnez aux enfants des sucreries qui leur font plaisir sans leur faire de mal.

Bonbons de Chocolat.

On fabrique avec le chocolat une foule de bonbons fort appréciés et que nous recommandons vivement, non seulement parce qu'ils sont bons au goût, mais aussi parce qu'ils ont certaines qualités nutritives et qu'ils sont très sains.

Les principaux bonbons au chocolat sont les suivants :

Les chocolats à la crème.
— pralinés.
— en pastilles.
— ouvragés.

La fabrication de ces divers objets est fort simple.

Les chocolats à la crème et pralinés (ordinairement appelés crottes) sont des bonbons ayant comme noyau soit une sorte de petit fondant (crotte à la crème), soit une composition à base de chocolat (crottes pralinées). Les ouvrières ont devant elles, sur une grande plaque, de la pâte de chocolat. Cette pâte est maintenue à l'état mou au moyen d'un petit foyer placé au-dessous de la plaque. L'ouvrière prend un des petits noyaux fabriqué d'avance, le plonge dans la pâte, de manière à l'en envelopper, puis dépose le tout sur une plaque froide où le chocolat se fige.

Pour fabriquer les pastilles, on prend de la pâte de chocolat à laquelle on a ajouté un peu de sirop, de manière à la rendre plus maniable. On en forme des petits rouleaux que l'on coupe en parties égales et que l'on dépose au fur et à mesure sur des feuilles de fer blanc. on agite en tous sens ces dernières, de manière à ce que la pâte s'étende pour former la pastille. Quand les feuilles sont froides, on les enlève et on les conserve dans un endroit sec.

Les chocolats de fantaisie se fabriquent simplement en coulant de la pâte de chocolat dans des moules divers.

Fruits glacés.

Un excellent moyen de conserver les substances alimentaires est de les enrober dans du sucre. Ce moyen, appliqué à la conservation des fruits, donne un des meilleurs produits de la confiserie: le **fruit glacé.**

L'art de glacer les fruits consiste à les pénétrer de sucre, en s'arrangeant de manière à ce qu'ils conservent leur forme et leur couleur. On cueille les fruits un peu avant leur maturité, de manière à ce qu'ils soient plus fermes et conservent mieux leur forme après avoir subi les opérations. On a soin de choisir les fruits sains, sans défauts et de belle couleur.

La première opération ou blanchissement a pour but de les amollir pour qu'ils puissent ensuite être pénétrés par le sucre. Ce blanchissement varie suivant la nature du fruit. C'est presque toujours par une ébullition dans l'eau pure ou très légèrement acidulée qu'elle s'obtient. On doit surveiller très attentivement le blanchissement.

La seconde opération consiste à lui faire absorber le sirop de sucre, dans lequel on le cuit à plusieurs reprises différentes pour le satiner de sucre. On obtient ainsi un bonbon agréable qui conserve le parfum du fruit, sa belle apparence et qui ne possède plus l'acidité du fruit cru.

Parmi les différents fruits glacés, citons principalement le **marron glacé** parfumé à la vanille, qui jouit d'une grande vogue à l'époque du jour de l'an. Son goût agréable et moelleux mérite bien cette réputation.

Boîtes de Bonbons.

Le bonbon étant un objet de fantaisie doit être présenté d'une façon en quelque sorte gracieuse. On ne peut le mettre dans un vulgaire sac en papier, il faut le ranger dans des boîtes simples ou ouvragées, qui peuvent être assez ordinaires comme fort élégantes et artistiques.

La vente considérable et toujours croissante de la confiserie a permis à la maison F. Potin d'ouvrir de vastes rayons, avec un personnel spécialement affecté à ce service. Tout en donnant des produits absolument garantis de toute première qualité, elle a pu établir pour cette branche importante des prix très avantageux et de même pour tous objets tels que boîtes, coffrets, paniers, etc., etc., le tout bien en harmonie avec l'élégance et le bon goût; nous ajouterons que les poches et sacs glacés de couleurs variées, inscription or et faveurs assorties, pour renfermer les bonbons de toutes sortes, sont offerts gratuitement à notre nombreuse clientèle laquelle répond, par son empressement bien justifié, à toutes les améliorations que la maison Félix Potin s'impose tant pour la vente que pour la fabrication de ses produits reconnus et appréciés par le monde entier.

Pâtisserie et Liqueurs.

L'art de la pâtisserie n'est qu'une sorte de perfectionnement de la boulangerie. C'est en mélangeant à de la pâte bien travaillée, du beurre, des œufs qu'on imagina les gâteaux et les brioches. Plus tard on parfuma la pâte, on y incorpora des amandes, des fruits, de la crème et on créa les gâteaux de toute espèce.

Les principaux produits de la pâtisserie que nous mentionnerons aujourd'hui sont les:

Petits fours;
Les fruits déguisés;
Les biscuits français pour les vins;
Les divers biscuits de dessert;
Les biscuits genre anglais,

dont on fait grand usage avec le thé.

Rien n'est plus curieux que d'assister dans les usines de la maison Félix Potin à la Villette à la fabrication des biscuits: une pétrisseuse mécanique malaxe d'abord la pâte. Celle-ci est ensuite passée entre les deux rouleaux d'un laminoir. Un outil à découper descend mécaniquement sur la pâte au moment où celle-ci sort du laminoir. Les biscuits sont découpés et marqués par cet appareil. La pâte est enlevée au fur et à mesure et une sorte de râteau, ingénieusement disposé, permet d'enlever les bordures et toute la pâte en excès. Les biscuits seuls restent sur les plaques de tôle. On place au fur et à mesure celles-ci dans un four à circulation continue. Les biscuits crus entrent d'un côté et ils sortent cuits de l'autre côté.

Nous voulons aujourd'hui seulement mentionner les liqueurs de dessert de la maison Potin, nous réservant pour une autre fois l'étude de quelques-unes d'entre elles.

La **Liqueur Potin**, faite avec une formule analogue à la **Chartreuse**, peut parfaitement remplacer celle-ci. Comme elle, c'est un excellent tonique et digestif.

Indépendamment de cette liqueur nous pouvons citer les sortes les plus répandues, telles que:

L'Anisette ;
Le Curaçao ;
Le Cassis ;
La Prunelle ;
La Crème de Cacao ;
— Vanille ;
— Moka ;
— Menthe.

Les Confitures.

Les confitures sont obtenues par la cuisson des fruits ou des sucs de fruits avec du sucre. Les principaux fruits qui servent à la fabrication des confitures sont les groseilles, les mirabelles, les abricots, les cerises, etc. On désigne sous le nom de marmelades des confitures de fruits coupés en morceaux. La marmelade d'orange est une des plus répandues.

La fabrication des confitures est des plus simples et beaucoup de petits ménages en fabriquent pour leur consommation personnelle. Néanmoins, comme cette fabrication demande certains soins, un outillage sinon coûteux, du moins encombrant, et qu'on peut avoir des déboires, la plus grande partie des consommateurs préfère-t-elle acheter ses confitures toutes faites.

Voici le procédé de fabrication employé dans les usines F. Potin.

On épluche d'abord les fruits. On les trie, on enlève les noyaux et les queues, et on les divise. Ces fruits ainsi préparés sont placés dans des bocaux bien propres et bien bouchés que l'on fait passer à la vapeur dans une étuve. Ils peuvent alors se conserver sans aucune altération.

Au fur et à mesure des besoins on prépare de la confiture, comme si l'on était en pleine saison.

Préparés dans ces conditions les confitures présentent entre autres avantages celui d'être d'une grande fraîcheur et bien meilleures que celles faites longtemps d'avance.

Pour la fabrication on met les fruits dans une grande bassine de cuivre très soigneusement nettoyée et on les fait cuire avec la quantité voulue de sucre de canne. Si l'on veut préparer de la *gelée*, comme par exemple de la gelée de groseilles, on presse les groseilles de manière à n'en avoir que le suc. On ajoute à celui-ci la quantité de sucre calculée et pesée, et on fait cuire jusqu'au point voulu. Quand la confiture ou la gelée sont bien cuites, on les met dans des pots où on les laisse refroidir. On remplit bien ces pots, puis on les bouche soigneusement et on les place autant que possible dans un endroit sec et pas trop chaud.

Altérations des confitures. Quand les confitures ne sont pas bien préparées: ou qu'elles ne sont pas conservées avec assez de soin, elles subissent différentes altérations. Si les confitures sont insuffisamment cuites, elles peuvent fermenter, se recouvrir de moisissures, surtout si elles sont placées dans un lieu un peu chaud et humide.

Quand les confitures sont trop cuites, elles se conservent mal et peuvent aussi s'altérer. Quand le produit est sucré et cuit à point, il se conserve parfaitement.

Usage des confitures. Les confitures constituent un des desserts les plus agréables, les plus répandus dans la saison d'hiver où l'on est privé de fruits. Elles ont conservé le goût, le parfum de ces derniers et les remplacent forcément en cette saison. Ce n'est pas un aliment très nutritif, mais par son sucre, il constitue ce que les hygiénistes appellent un aliment calorifique, c'est-à-dire entretenant la chaleur du corps: ce qui n'est pas une propriété à dédaigner pendant les froids.

Falsifications des confitures. — Les confitures vont nous fournir un des exemples les plus remarquables de l'habileté à laquelle peuvent arriver les fraudeurs. C'est une des pages les plus curieuses de la falsification et elle mérite que nous entrions dans quelques détails. Nous allons, en effet, présenter à nos lecteurs la

Gelée de Groseilles factice.

Dans cette gelée n'entre ni un fruit ni une parcelle de sucre. C'est une mixture entièrement artificielle, dont l'apparence est d'ailleurs fort belle, et qui s'est vendue et se vend encore sur une grande échelle.

Pour fabriquer une gelée de fruits artificielle, il faut remplir les conditions suivantes :

1° Obtenir l'aspect et la consistance en gelée.
2° Sucrer la gelée.
3° La colorer.
4° Lui donner l'acidité du fruit.
5° Lui donner l'odeur et le goût de ce fruit.

Voici comment on obtient chacun de ces résultats. La consistance de gelée était obtenue autrefois avec de la gélatine. Chacun sait qu'il suffit d'une petite quantité de gélatine fondue dans l'eau pour donner par refroidissement une belle gelée. C'est la gélatine existant dans les os qui forme la gelée de certaines préparations culinaires. On n'utilise plus guère la gélatine que l'on a remplacée par la *gélose* ou *mousse de Chine* ou *kantein*, suivant l'expression japonaise. Cette gélose est formée de certaines variétés de warechs que l'on récolte au Japon. Elle possède la propriété de se gonfler considérablement quand on la fait chauffer dans l'eau et de donner une belle gelée. Cette propriété avantageuse pour les fraudeurs a donc été utilisée pour obtenir une gelée ayant la consistance de la gelée de fruit.

Pour sucrer celle-ci on n'emploie pas du sucre de canne, mais de la *glucose*, dont le prix est bien moins élevé. Le remplacement du sucre par la glucose constitue une tromperie et une falsification. Ces deux substances sucrées ne sont en effet pas identiques. Le sucre de canne s'extrait de la canne ou de la betterave dans les départements du nord de la France. La glucose s'obtient par la saccharification des substances amylacées (pommes de terre, riz, maïs, etc.). Il faut plus de glucose que de sucre pour sucrer également et nous avons souvent remarqué que, tandis que les confitures au sucre ne font pas mal aux dents, les confitures à la glucose ont, au contraire, sur celles-ci une action fort remarquée.

Pour colorer la gelée de gelose sucrée à la glucose on emploie divers colorants. Les plus répandus sont heureusement inoffensifs. Ce sont principalement la cochenille et l'oseille. Mais quelquefois ce sont des colorants de la houille que l'on emploie, et ceux-ci sont défendus.

Les fruits sont acides, et pour donner à la gelée artificielle l'acidité du fruit, on emploie l'acide citrique, ou plutôt l'acide tartrique dont le prix est moins élevé.

Enfin, c'est au moyen des divers bouquets dont nous avons déjà donné la composition dans le *Moniteur de l'Alimentation*, qu'on parfume le tout pour masquer la fraude et donner la saveur et le goût du fruit qui brille par son absence.

Mais ce n'est pas tout, et la falsification ne s'arrête pas encore là.

Ce mélange, si ingénieusement combiné cependant, a un défaut : c'est de s'altérer promptement. Au bout d'un mois, il s'est développé à la surface une foule de champignons de moisissures. Pour empêcher cette altération, il faut ajouter à la gelée factice un antiseptique. C'est presque toujours l'acide salicylique qui sert à cet usage. Inutile de répéter ce que nous avons dit souvent au sujet de l'acide salicylique. Ce qui est vrai pour les autres produits est vrai aussi pour la confiture. De la confiture bien préparée se conserve fort bien toute seule. Il n'y a que les produits falsifiés qui ont besoin d'un antiseptique.

Toute confiture qui se débite à Paris et qui n'est pas faite exclusivement avec du sucre et du fruit ne doit se débiter que sous le nom de *confiture de fantaisie*. C'est là une coutume qu'il serait désireux de voir se généraliser. Le consommateur, une fois prévenu du sens de cette étiquette, saurait à quoi s'en tenir.

Pour rassurer nos clients nous croyons maintenant n'avoir qu'à leur dire cette phrase qui pourrait paraître bizarre si elle ne venait à la suite de cet article :

Nos confitures sont bien des confitures, c'est-à-dire absolument garanties pur sucre et fruit.

Omelette aux Confitures.

Beaucoup de nos lecteurs ne connaissant peut-être pas cet excellent entremets, nous leur en donnons la recette pour leur montrer que les confitures peuvent non seulement figurer dans le dessert, mais s'accommoder aussi dans certains plats.

Cette recette s'applique surtout à la gelée de groseilles dont le petit goût légèrement acidulé s'accommode on ne peut mieux aux œufs. Cassez six à huit œufs dans une terrine ; ajoutez un grain de sel, trois cuillerées de sucre en poudre ; battez deux minutes.

Chauffez dans une poêle, 60 grammes de beurre ; versez les œufs dedans ; broyez-les avec une fourchette, jusqu'à ce qu'ils commencent à se lier ; roulez alors la poêle sur elle-même pour rassembler l'omelette, sautez-la tout doucement pour la ramener d'un côté de la poêle. Ployez-la alors à moitié du côté des bords. Etalez alors dans le centre quatre à cinq cuillerées de gelée de groseilles broyée. Ployez-la alors complètement à l'aide de la fourchette.

Renversez sur un plat ; rajustez-la ; saupoudrez-la avec du sucre fin. Enfin, glacez-la avec un fer chaud, en l'appuyant tour à tour des deux côtés pour orner la surface.

LA SACCHARINE OU SUCRE DE HOUILLE

Nous devons présenter aujourd'hui à nos lecteurs une nouveauté alimentaire qui nous arrive d'Allemagne. C'est un sucre extraordinaire, qui est trois cents fois aussi sucré que le sucre de canne, qui se fabrique artificiellement de toutes pièces ; qui a, suivant ses inventeurs, toutes les qualités et toutes les vertus. Ce produit peut être absorbé sans aucun danger par les diabétiques, qui, comme vous le savez, sont rigoureusement privés par leurs médecins de sucres et de féculents et ces pauvres malades vont pouvoir maintenant adoucir leur existence. Il est de la plus haute importance au point de vue de la santé publique, que chacun soit exactement au courant de tout ce qui touche de près à l'alimentation. C'est à ce point de vue que nous croyons de notre devoir de traiter aujourd'hui la question de la saccharine.

La saccharine a été découverte en 1879 par Tra Remsen et C. Fahlberg. Ces chimistes en faisant des recherches sur un dérivé de la houille, le tolnène, obtinrent un produit d'un goût remarquablement sucré et auquel peu de temps après, Fahlberg songea à faire entrer dans l'industrie. C. Fahlberg prit un brevet pour la fabrication de ce corps, et, aujourd'hui la saccharine est fabriquée sur une grande échelle à Leipsig par A. List, le collaborateur de Fahlberg pour la partie industrielle.

Nous ne décrirons pas ici le mode de fabrication de la saccharine, qui est fort complexe et ne présente de réel intérêt que pour les chimistes. Nous arriverons de suite à ce qui intéresse les consommateurs : aux propriétés de la saccharine.

Propriétés. — La saccharine cristallisée en prismes épais et courts. Au point de vue chimique c'est un corps analogue à l'acide salicylique. Nous reviendrons tout à l'heure sur ce rapprochement qui présente le plus grand intérêt. La saccharine étant un acide, donne par combinaison avec les alcalis, des sels, qui sont bien cristallisés et dont le goût est très sucré. Ces sels étant fort solubles dans l'eau, ce sont souvent eux que l'on emploie. La saccharine ne se dissout pas beaucoup dans l'eau : 1 litre d'eau n'en dissout que 2 grammes 41 à 3 grammes 33 (suivant les auteurs) à la température ordinaire. Mais elle se dissout bien plus facilement dans l'eau bouillante et donne des cristaux par refroidissement. Elle se dissout bien dans l'alcool, surtout dans l'alcool à 80°. Elle est soluble dans l'éther, l'éther de pétrole, l'acétone, la glucose et la glycérine.

La saccharine étant un acide peut se combiner avec des bases naturelles comme, par exemple, la quinine. On a préparé du sacchanisate de quinine qu'on a cherché à introduire dans la thérapeutique. Le goût de ce sel est certainement moins désagréable que celui du sulfate de quinine et il est possible qu'une application de ce genre puisse être menée à bien.

Pouvoir sucrant. — Ce qu'il y a de plus remarquable et de plus caractéristique dans les propriétés de la saccharine, c'est son énorme pouvoir sucrant. Une solution de 1 gramme de saccharine dans 70 litres d'eau est encore bien sensible. 1 gramme de sucre à la même dilution ne se sentirait absolument pas. On estime que la saccharine sucre 280 fois plus que le sucre de canne. Suivant certains auteurs, c'est 300 fois. C'est à cause de ce pouvoir sucrant intense que l'on a pu ingénieusement appeler la saccharine *l'ombre du sucre.*

Mais ce goût sucré est loin d'être aussi agréable que celui du sucre de canne. La sensation donnée par la saccharine persiste beaucoup plus longtemps que celle donnée par le sucre et elle est suivie d'une impression de sécheresse dans l'arrière-gorge. D'ailleurs, chose curieuse, les insectes, avertis par leur instinct, ne goûtent pas à la saccharine. Ainsi vous savez que les fourmis sont très friandes de sucre ; mais quand on leur présente de la saccharine en poudre, qui ressemble cependant beaucoup à la poudre de sucre, elles la fuient avec soin.

Emploi de la saccharine. — La première application industrielle de la saccharine qu'a cherché à réaliser son inventeur Fahlberg a été l'amélioration des glucoses. Voici ce qu'il a écrit à ce sujet :

« L'industrie du sucre de fécule et de raisin éclose dans les Etats-Unis a contribué beaucoup à m'engager à poursuivre la fabrication de la saccharine, car je prévoyais que si je parvenais à former par son adjonction au sucre de fécule un produit semblable sous le rapport du goût au sucre de canne et de betteraves, il y aurait là un grand progrès dans la fabrication des glucoses.

» Les fabriques de sucre de betteraves, pourvues de chaudières à vide, de filtres-presses et de filtres au charbon, pourront continuer à fonctionner comme ci-devant, mais au lieu d'extraire des jus de betteraves impurs 10 et 20 0/0 de sucre, elles transformeront en sucres de fécule 60 à 65 0/0 de fécules tirées des espèces de graines les plus diverses. »

La saccharine servira surtout, on peut en être certain, à frauder les sirops, liqueurs, etc.

Pour sucrer les liqueurs, on emploie une solution à 1 0/0 de saccharine dans l'alcool, ou une solution de 10 grammes de saccharine et 5 grammes de bicarbonate de soude dans un litre d'eau. Cette solution équivaut à 3 kilog. de sucre cristallisé de canne ou de betterave.

En ajoutant au sucre de glucose ou au glucose urassé 1 gramme pour 1 kilog. on a un produit dont le pouvoir sucrant est égal à celui du sucre de canne. C'est le produit préconisé par Fahlberg.

Nous avons déjà des preuves que la saccharine a servi à falsifier, puisque M. Kayser, directeur du laboratoire de Nuremberg (Bavière), a constaté la présence de la saccharine dans :

4 jus de framboises ;
5 liqueurs ;
4 sirops de glucose ;
6 confiseries.

Voici aussi la recette d'un sirop de framboise sacchariné :

Mélanger à 32 litres de suc de framboise et 8 litres de suc de cerises ; y faire dissoudre 60 kilog. de sirop de glucose, écumer et filtrer. Ajouter ensuite 140 grammes de saccharine et 100 grammes d'acide citrique.

On vend aussi à Zurich, dans la maison Sprüngli, un cacao soluble à la saccharine, destiné aux diabétiques.

Dans la *Gazette du hameau* nous relevons la réclame suivante :

« La saccharine est un antiseptique puissant d'une innocuité parfaite, comme le prouvent les expériences faites dans les hôpitaux et au laboratoire de physiologie de l'Université de Turin, par les docteurs Adoco et Mosso.

» La saccharine donne à la bière un goût agréable bien supérieur à celui que peut donner le sucre de canne. La bière additionnée de saccharine est légère, mousseuse, n'empâte pas la bouche et elle conserve toutes ses qualités jusqu'à l'épuisement complet du tonneau.

» La saccharine détruit ou empêche l'absorption par le sang des alcaloïdes dangereux (leucomaïnes, ptomaïnes, qui se produisent souvent dans les intestins, et déterminent des symptômes graves.

» La saccharine calme les irritations du canal urinaire, et en médecine on la prescrit avec succès dans les maladies de cet organe, dans le diabète, les affections intestinales, etc. »

Nous comprenons plutôt qu'on cherche à utiliser la saccharine comme médicament que comme aliment. Cette substance est actuellement inscrite dans le codex allemand. On fabrique des morceaux de sucre pour malades avec la formule suivante :

Saccharine, 3 grammes.
Bicarbonate de soude, 2 grammes.
Mannite, 50 grammes.

Pour faire 100 pastilles, renfermant chacune 3 centigrammes de saccharine, remplacant 10 grammes de sucre, ou un morceau moyen.

Action de la saccharine sur l'organisme. — Si l'on ne consulte que les brochures de Fahlberg et les réclames qu'il fait pour vendre son produit, il n'est pas étonnant qu'on croie que la saccharine est un corps merveilleux n'ayant que des qualités et point de défauts. Nous verrons ce qu'il faut en prendre et en laisser.

Les docteurs V. Aduco et U. Mosso, de Turin, ont fait des expériences, qui sont mentionnées dans les brochures de Fahlberg, et dont voici les conclusions générales :

1° Les recherches faites sur les chiens démontrent que la saccharine introduite dans l'organisme animal passe dans les urines sans subir aucune modification.

2° La saccharine prise pendant une série de jours, à haute dose ne manifeste aucune action sur les échanges nutritifs.

3° Les oscillations qui ont lieu normalement dans la composition de l'urine s'observent ainsi quand on ingère la saccharine.

4° La saccharine passe seulement dans les urines.

5° Elle ne passe ni dans le lait, ni dans la salive.

6° Introduite dans l'estomac et sous la peau, elle est rapidement absorbée et parait dans les urines en moins d'une demi-heure.

7° La saccharine est une substance parfaitement inoffensive tant pour l'homme que pour les animaux.

Ces résultats n'ont pas tous été observés par des médecins français dont la valeur et la notoriété mettent hors de doute les assertions. En effet, M. le Dr Worms, dans la séance de l'Académie de médecine du 1er avril, a montré que la saccharine ne convenait pas à tous les organismes. Il a donné ce médicament à la dose de 10 centigrammes à quatre diabétiques : un seul l'a supporté, les trois autres ont dû y renoncer au bout de quinze jours ; ils éprouvaient de l'inappétence, une sensation de barre gastrique, etc. Ainsi donc, cette saccharine, qui devait surtout être précieuse pour les diabétiques, ne peut pas toujours être supportée par eux, et on ne doit l'administrer qu'avec précaution et quand le médecin connaît les tempéraments.

M. Dujardin-Beaumetz a résumé les causes des accidents que détermine la saccharine. Ce sont :

1° L'impureté du produit commercial.

2° L'action anti-fermentescible de ce corps, qui suspend l'action digestive des sucs gastrique et pancréatique.

3° La perméabilité ou la non perméabilité des reins.

La saccharine ressemble donc chimiquement et physiologiquement à l'acide salicylique, cet agent de la fraude que nous avons si souvent dénoncé.

A la suite de ces différents travaux le Comité consultatif d'hygiène de la Seine s'est prononcé contre l'emploi de la saccharine dans l'alimentation, et, pour terminer nous citerons les considérations émises par M. Girard dans un travail publié dans la *Revue scientifique.*

Nous devons maintenant envisager les conséquences que peut avoir l'introduction de la saccharine dans l'alimentation.

En nous plaçant d'abord au point de vue de l'hygiène, nous ferons les remarques suivantes : La saccharine présente, ainsi que nous l'avons montré, de grandes analogies chimiques avec l'acide salicylique. Cette analogie persiste encore au point de vue de l'action physiologique puisque ces deux corps semblent également traverser l'organisme sans causer de modifications notables et s'éliminer rapidement par les urines. Ils paraissent offrir des dangers analogues quand ils sont ingérés par des malades dont les reins ne sont pas en bon état. Le conseil d'hygiène et de salubrité de la Seine, dans sa séance du 21 juin dernier, a émis l'avis que la saccharine devait être repoussée de l'alimentation générale comme pouvant avoir des dangers pour la santé publique. M. le Dr Dujardin-Beaumetz, rapporteur de la question, insiste dans son rapport sur les propriétés antifermentescibles de la saccharine, amenant des troubles dans la digestion, troubles constatés par M. le Dr Worms, et sur les inconvénients qui résultent des défauts d'élimination par les urines.

En supposant même que la saccharine eût été reconnue d'une innocuité parfaite, ce ne serait pas, selon nous, une raison pour qu'on l'introduisît dans l'alimentation. En règle générale, nous considérons que notre estomac et ceux des consommateurs que nous sommes chargés de protéger dans la mesure de nos moyens, ne sont pas faits pour absorber indifféremment les aliments et boissons qu'il plaît au commerce de travailler et de manipuler. Même si les produits ne sont pas nuisibles directement et par eux-mêmes, ils peuvent le devenir par la surcharge stomacale ou par la débilité qui est le résultat d'une nutrition incomplète.

Il y a quelques années, un industriel avait créé une pâtisserie de conserve en remplaçant dans un gâteau le beurre par la vasiline. On pourrait aussi bien remplacer la farine par de la farine fossile ou terre d'infusoires et le sucre par la saccharine : on aurait ainsi une pâtisserie minérale et perpétuelle qui, comme les balles d'antimoine jadis en usage, pourrait être récupérée au sortir de l'organisme et resservir plusieurs fois (1). C'est donc une question de principe que

(1) Dans une revue fantaisiste publiée en supplément par la Société clinique de Berlin, figure une critique ingénieuse de l'emploi de la saccharine. C'est la description d'un brevet pris par le docteur Fahlbugel à Reklamendorf et relatif à un procédé et appareil pour régénérer la saccharine dans les grandes villes. — Toutes les déjections sont recueillies et épuisées par l'éther de pétrole qui distille, fournit la saccharine. L'auteur imaginaire, se basant sur le procédé de régénération, propose de donner au produit le nom de « CIRCUITOSE ».

nous défendons : LA SACCHARINE N'EST PAS UN ALIMENT, et il n'y a pas de raison pour que, sous le couvert de l'hygiène et sous le prétexte de l'inocuité des produits qui servent à remplacer les vrais aliments, le commerce ne vende plus rien d'alimentaire. Donner l'immunité à des produits tels que la saccharine, c'est ouvrir la porte toute grande à la falsification.

En ce qui concerne la saccharine, la question est plus complexe : L'impôt sur les sucres est une des sources de revenus les plus importants du Trésor. En 1886, il a encaissé de ce chef 124,407,000 francs. Le fisc est donc intéressé au plus haut degré à ce que la consommation du glucose sacchariné ne prenne pas d'extension. Il faut que la saccharine soit taxée et nous croyons que la meilleure façon d'empêcher son introduction dans l'alimentation est de la frapper d'une taxe plus forte *en proportion* que celle du sucre. Un kilogramme de ce produit remplaçant 300 kilogrammes de sucre, qui payeront 120 francs de droits à partir de la prochaine campagne, devrait être taxé du double, c'est-à-dire 240 francs. De cette façon, l'emploi de la saccharine serait impossible autrement que comme médicament. S'il en passait un peu en fraude, elle serait rapidement retrouvée, car elle serait découverte d'une part par les agents du fisc qui l'arrêteraient au nom du Trésor ; d'autre part par les laboratoires municipaux qui, s'appuyant sur l'avis du Conseil d'hygiène, l'arrêteraient au nom de la santé ! On entraverait ainsi dès le début une fraude qui peut causer les plus grands préjudices à notre santé, à notre agriculture et à nos finances.

TABLE DES MATIÈRES

Préface. 5
Les fabrications des matières alimentaires 7
Le vin 9
Le vin de Champagne 11
La bière. 13
Les sirops 17
Les eaux minérales 21
La limonade gazeuse de Couzan 23
Le thé 24
Le rhum 27
Le punch 28
Les huîtres. 29
Le cacao 32
Le café 37
Les conserves alimentaires 39
Les huiles 49
Les produits de la confiserie 52
La saccharine ou sucre de houille 59

BIBLIOTHÈQUE R.F. IMPRIMÉS

VERSAILLES. — IMP. CERF ET FILS, 59, RUE DUPLESSIS.

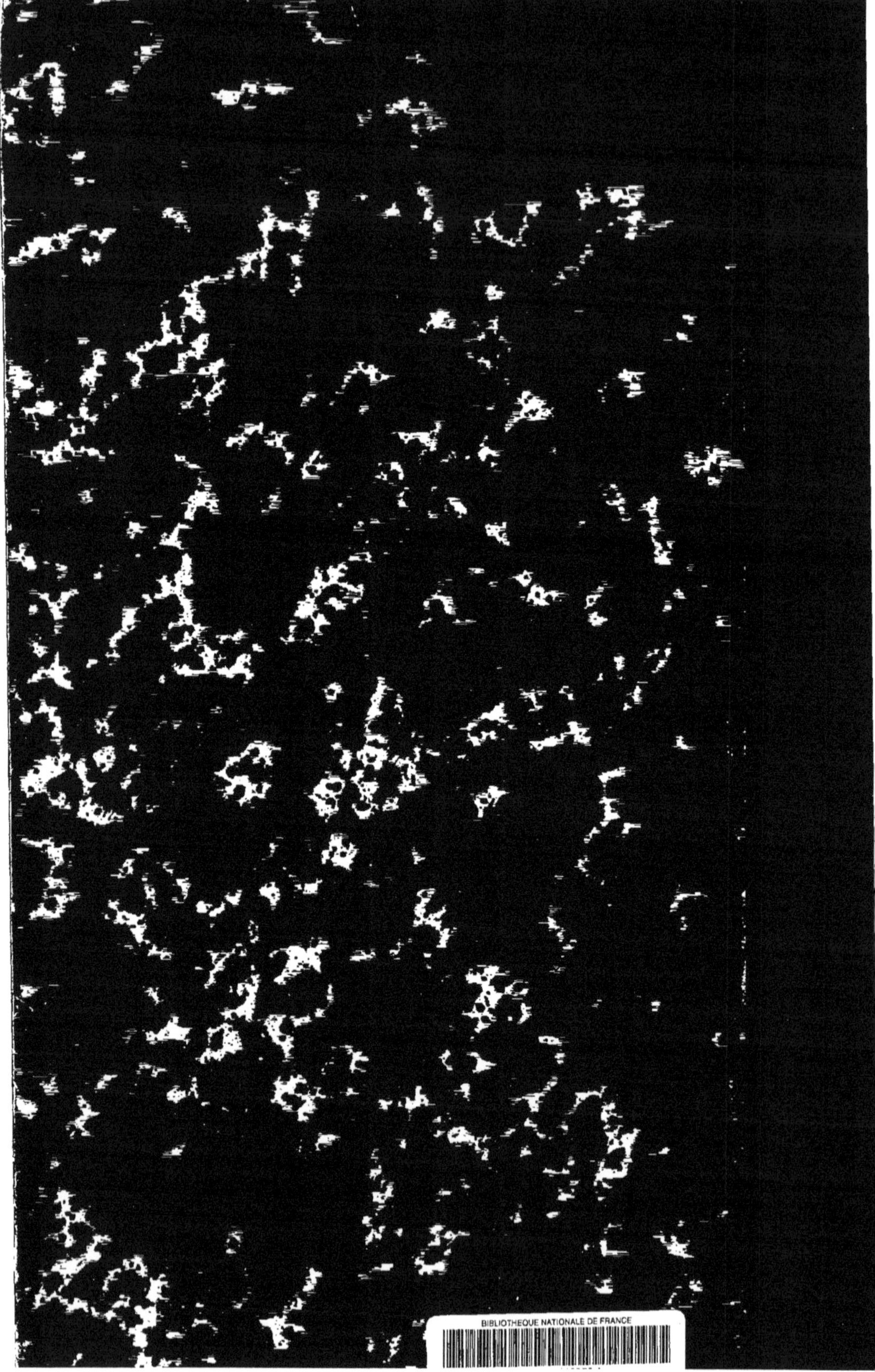
BIBLIOTHEQUE NATIONALE DE FRANCE

www.ingramcontent.com/pod-product-compliance
Ingram Content Group UK Ltd.
Pitfield, Milton Keynes, MK11 3LW, UK
UKHW021010200726
13857UKWH00004B/1371

9 782011 910455